※|SCHERZ

W0192049

Dr. med. Paul Brandenburg

Kliniken und Nebenwirkungen

Überleben in Deutschlands Krankenhäusern

SCHERZ

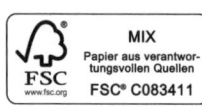
Originalausgabe
Erschienen bei FISCHER Scherz

© S. Fischer Verlag GmbH, Frankfurt am Main 2013
Satz: Dörlemann Satz, Lemförde
Druck und Bindung: CPI books GmbH, Leck
Printed in Germany

ISBN 978-3-651-00065-0

Inhalt

Vorwort

»*Verkorkst*«
Der Bundesgesundheitsminister über
das Gesundheitssystem, 2010.

Kranksein ist nicht schön, und niemand empfindet Vorfreude beim Gedanken an einen Krankenhausaufenthalt. Oder Freude darüber, schon im Krankenhaus zu sein. Zu allem Ungemach der Krankheit kommt im Krankenhaus das Gefühl der Hilflosigkeit und des Ausgeliefertseins. Der Verlust der Privatsphäre. Die unangenehmen Gerüche. Die Erfahrung der Fremdbestimmtheit. Die Untersuchungen, die Apparate, Plastikschläuche in Körperöffnungen. Kurz, ein Krankenhausaufenthalt ist kaum als wünschenswert zu bezeichnen.

Er ist aber auch kein Grund zu verzweifeln. Kopf hoch. Lassen Sie sich von dem Schauspiel in Weiß nicht allzu sehr beeindrucken. Sie können trotz Krankheit einiges tun, um die Zeit im Krankenhaus gut hinter sich zu bringen. Sie sind lange nicht so hilflos, wie Sie sich womöglich fühlen, und das System ist nicht so unmenschlich und steril, wie der Geruch von Desinfektionsmittel glauben macht. Schon richtig: Manche Ärzte sind arrogant, manche Schwestern gemein und manche Bettnachbarn obszön, und im schlimmsten Fall sind Sie denen über Wochen ausgesetzt. Die meisten Krankenhausmitarbeiter aber sind eigentlich ganz nett und bemüht, die Sache für Sie so angenehm wie möglich zu machen.

Leider zeigt die Erfahrung, dass Krankenhäuser ihren Patienten manchmal dennoch mehr zumuten, als irgendjemand ertragen kann. Selten taugen diese Zumutungen für Schlagzeilen oder Talkshows. Nicht ein einzelner Kunstfehler ist schuld, auch nicht ständiger »Pfusch«, wenn immer mehr Patienten sich im Krankenhausbetrieb nur noch als Mittel zum Zweck oder gar als Störfaktor empfinden. Die eigentliche Verfehlung der Kliniken besteht in der Entmenschlichung aller Beteiligten: Patienten, Ärzten, Pflegern durch ein gnadenloses Konkurrenzsystem, dem heute alle Krankenhäuser unterworfen werden und das Pfleger und Ärzte zum ständigen Abwägen zwischen guter Medizin und einem guten Betriebsergebnis zwingt. Das zerstört den Kern jeder medizinischen Behandlung – den persönlichen Kontakt – und damit das Vertrauen zwischen Patient und Therapeut. Viele Ärzte, Krankenschwestern, Physiotherapeuten mühen sich täglich, nicht nur überzogenen ökonomischen Anforderungen, sondern vor allem den Ansprüchen der Patienten gerecht zu werden. Meist sind sie dabei sogar erfolgreich, manchmal aber auch nicht. Nur selten stirbt in so einem Fall gleich jemand. Aber Patienten können in der Technokratie dieser Behandlungsfabriken untergehen. Mit ein wenig Hintergrundwissen – und viel Gelassenheit – können Sie dem vorbeugen.

Alle in diesem Buch beschriebenen Situationen sind wahr. Es wäre in den meisten Fällen besser, sie wären es nicht. Nach Ansicht des Autors veranschaulichen sie aber exemplarisch den Stand der Dinge in deutschen Kliniken. Vielleicht müssen Sie als Patient ähnliche Erfahrungen machen. Vielleicht müssen Sie über sich hinauswachsen, um dabei nicht zu verzweifeln. Aber das schaffen Sie. Und am Ende, wenn die Verzweiflung sich gelegt hat, erkennen Sie die bizarre Komik im Krankenhaustreiben – auch wenn sie gelegentlich brutal daherkommt. Wenn es zwischendurch mal nicht zum Lachen reicht, weinen Sie ruhig. Danach ist auch Ärzten manchmal zumute.

Selbstverständlich herrschen nicht überall und zu jeder Zeit die gleichen Bedingungen. Es sollen auch keine Pauschalurteile gefällt werden, aber es ist dem Autor wichtig, Missstände zu benennen und seine Meinung deutlich zu machen. Nicht alle Kollegen und nicht alle Patienten werden mit allem einverstanden sein. Das ist auch nicht beabsichtigt.

1 Schmerz lass nach: Soll ich damit in ein Krankenhaus?

Wenn Sie sich diese Frage *überhaupt* stellen, lautet die Antwort grundsätzlich: Nein, sollten Sie nicht! Wenn Sie die Wahl haben, meiden Sie grundsätzlich jedes Krankenhaus. Damit tun Sie sich selbst und allen Beteiligten einen Gefallen, abgesehen vielleicht von Ihrem Zuweiser und Ihrem Controller. Belassen Sie es lieber dabei, *nicht* zu wissen, wer oder was die beiden sind oder dass es sie überhaupt gibt.

Wenn Sie allerdings keine Wahl haben, seien Sie beruhigt: Tatsächlich gibt es keinen Grund, sich vor einem Krankenhausaufenthalt zu fürchten, auch wenn manche Zeitungsschlagzeile etwas anderes suggeriert. Bedürfen Sie der stationären Behandlung, können Sie sich ihr in dem Wissen aussetzen, dass der deutsche Krankenhausstandard international immer noch Neid erzeugt, und das zu Recht.

Aber woher kommt dann diese diffuse Sorge, sich als Krankenhauspatient in eine bedrohliche Abhängigkeit zu begeben? Jeder Mensch bei gesundem Verstand spürt ein gewisses Maß an Skepsis, wenn er sich beispielsweise operieren lassen soll. Vermeidungsverhalten und Fluchtinstinkt sind zwei Erfolgskonzepte der Evolution. Beide sind besonders wirkmächtig, wenn es um unsere körperliche Unversehrtheit geht. Insofern ist Skepsis eine gesunde Reaktion und erst mal ein gutes Zeichen.

Abgesehen von dieser natürlichen Abwehrhaltung hegen aber viele Deutsche ganz einfach Vorbehalte gegen die Kliniken der Republik. Sie fürchten unnötige Operationen, Todeskeime, überlastete Schwestern, lange Wartezeiten. Beeinflusst durch die Winkelzüge der Gesundheitspolitik, durch Medienberichte über Skandale, sensationsheischende Schlagzeilen, aber auch durch den Konsum von Krankenhaus-Fernsehserien, haben sie wenig Vertrauen in das System Krankenhaus. Wenn man sich an das verzerrte Bild hält, das die Medien zeichnen, könnte man tatsächlich den Eindruck bekommen, es gibt unter den Medizinern nur noch Extreme: Gutmenschen und Scharlatane, Technokraten und Abzocker. Zugegeben, es gibt solche Lichtgestalten und auch schwarze Schafe, aber sie sind in der Minderheit. Der Großteil der Kolleginnen und Kollegen sind Ärzte und Pfleger, die sich redlich bemühen, täglich den hohen Ansprüchen an ihren Beruf gerecht zu werden. Mehr, als Sie vielleicht meinen, und das sogar mit Erfolg. Ihre Chancen, in einem Krankenhaus an Letztere zu geraten, stehen gar nicht schlecht.

2   Soll ich meine Diagnose googeln?

Googeln Sie mal »Kopfschmerz« + »Sehstörung«. Auf der ersten Trefferseite steht garantiert mehrfach »Migräne« und irgendwo auch »Schlaganfall«. Gefolgt von diversen Hirntumoren.

Tatsächlich äußert sich Migräne (und andere, noch schwerwiegendere Krankheiten) oft mit diesen Symptomen. Beide Symptome dürften aber täglich millionenfach bei Menschen auftreten, die keine dieser Krankheiten haben. Auch ohne dass man am Abend zuvor viel getrunken hat, kann einem das passieren. Die falsche Deutung unspezifischer Symptome ist ein unerschöpflicher Quell der Hypochondrie. Anders gesagt, *knowledge brings fear.* Frei übersetzt: Eine Vielzahl ungewichteter Fakten fördert nicht das Verständnis, wenn es um komplexe Sachverhalte geht. Eher verwirrt sie und macht Angst. Umso mehr, wenn man, was bei eigenen Krankheiten natürlich der Fall ist, emotional betroffen ist. Je nach Temperament läuft man beim Recherchieren schnell Gefahr, sich entweder in Fatalismus oder falschen Heilsversprechungen zu verrennen. Vor allem aber erschwert man es sich selbst erheblich, das notwendige Vertrauen zu seinem Arzt aufzubauen, wenn man zu jeder seiner Äußerungen eine entsprechende Gegenmeinung einholt. Und Meinungen hält das Internet bekanntlich zu allem bereit – so abwegig sie auch sein mögen.

Außerdem sind seriöse Online-Informationswerke der Medizin leider entweder teuer (wie beispielsweise uptodate.com) oder sehr unhandlich für den Laien (pubmed.org). In jedem Fall überfrachten sie den Unerfahrenen mit einer Vielzahl an Details, von denen die wenigsten auf jeden Einzelfall gleichermaßen zutreffen. Will man unbedingt googeln, empfiehlt es sich, zuerst mit seinem Arzt darüber zu sprechen. Mit einem möglichst klaren, gut begründeten und plausiblen Rat des Arztes kann man sich dann an eigene Recherchen machen. Vorsicht: Achten Sie beim Googeln auf die korrekten Begriffe. Schon eine flüchtige Verwechslung beispielsweise der Nachsilbe führt einen von der Pneumonie zur Pneumonitis und damit auf eine völlig falsche Fährte. Aus dem Lungeninfekt wird so schnell eine seltene Lungenkrankheit. Ihr Arzt wird dann alle Hände voll zu tun haben, Sie aus dieser irrationalen Furcht wieder zu befreien, bevor ein sinnvolles Gespräch über Ihre tatsächliche Krankheit überhaupt möglich ist.

Ergeben sich bei der eigenen Recherche echte Verständnisfragen, die auch nach selbstkritischer Betrachtung bestehen bleiben, sollten Sie diese stichwortartig notieren. Am besten mit kurzer Quellenangabe. Hält sich Ihre Sammlung in vernünftigen Grenzen, wird Ihr Arzt es Ihnen sicher nicht übelnehmen, wenn Sie ihn um einen Gesprächstermin bitten, um diese Fragen durchzugehen. Hypochondern hingegen ist von eigenen Recherchen gänzlich abzuraten.

Bei aller grundsätzlichen ärztlichen Skepsis gegenüber notorischen Googlern: Ein aufgeklärter und interessierter

Patient ist jedem guten Arzt lieber als ein desinteressierter. Blindes Vertrauen führt in die Hilflosigkeit, und die kann in der Medizin gefährlich werden. Ein gesundes Maß an Interesse an den eigenen Diagnosen und Medikamenten wünscht sich jeder Arzt bei seinen Patienten.

3 Warum ist mein Arzt so kurz angebunden? Wie bringe ich ihn dazu, sich Zeit für mich zu nehmen?

Auch als Arzt leidet man darunter, ständig von einem Patienten zum nächsten zu hetzen. Für einige wenige mag es das Gefühl der eigenen Bedeutung steigern, ständig von Telefonen oder Piepern oder hereinstürmenden Krankenschwestern unterbrochen zu werden, aber solche Ärzte sind in der Minderheit. Für alle anderen ist es unbefriedigend, jedes Gespräch mit dem Verweis auf die knappe Zeit beginnen zu müssen. Die meisten Ärzte sehen sich wohl unfreiwillig in der Rolle des weißen Kaninchens aus *Alice im Wunderland*. Ständig unter Zeitdruck und in Furcht vor dem Zorn der Königin (hier: Buchhalter oder Chefarzt). Dabei sind sie nicht ganz unschuldig in diese Rolle geraten (→ 43: *Warum wehren Ärzte sich nicht gegen die Zustände im Krankenhausbetrieb?*).

Die Gründe der ärztlichen Dauerhetze sind den Patienten letztlich gleichgültig. Sie fühlen sich im Krankenhaus teilweise ungenügend informiert und manchmal sogar schlecht betreut. Häufig trifft dies auch ganz objektiv zu. Wenn eine Abteilung personell chronisch unterbesetzt ist, leidet zuerst die Gesprächszeit mit dem Patienten. Über den Stand der Dinge und eventuell noch geplante Untersuchungen wird der Patient dann tatsächlich schlecht informiert. Krankenschwestern und Ärzte konzentrieren sich zwar im Hintergrund darauf sicherzustellen, dass trotz der schlechten Absprache mit ihren Patienten alles medizinisch Notwendige stattfindet. Trotzdem leidet aber auch dadurch schon die Behandlungsqualität. Ein schlecht informierter Patient kann nicht in angemessener Weise über seine Behandlung mitentscheiden. Es kann zu Behandlungen kommen, die er so eigentlich nicht wollte oder die anders verlaufen, als er es erwartet hat. Spätestens hier wird es auch für den Arzt kritisch. Denn ein solcher Patient bedeutet zwangsläufig noch mehr Arbeit. Wenn ein Patient erst einmal verstimmt ist, muss er mit besonderer Sorgfalt aufgeklärt und so ins Boot zurückgeholt werden. Im schlimmsten Fall einer gar unerwünschten Behandlung kann sogar eine Klage drohen. Bereits eine vom Patienten nicht erwünschte Röntgenaufnahme des Brustkorbes kann rechtsformal als Körperverletzung gewertet werden.

Eine der wichtigsten Weisheiten der Heilkunst ist daher: Zu jeder Zeit bedarf es einer Übereinkunft zwischen Arzt und Patient über die nächsten Schritte einer Behandlung. Ein Patient, mit dem offen und verbindlich gesprochen wird, verhält sich meist sehr loyal seinem Arzt gegenüber, sogar wenn etwas schiefläuft. Ein solcher Patient klagt in den meisten Fällen selbst dann nicht gegen seinen Arzt, wenn er formal Grund dazu hätte. Voraussetzung ist, dass der Arzt ihn jederzeit offen und auch selbstkritisch über seine Behandlung informiert und vorab in die Entscheidungen eingebunden hat. Diese Tatsache ist sehr vielen Ärzten bewusst. Und sie bemühen sich redlich, diesem Anspruch im chaotischen Klinikalltag gerecht zu werden. Vielen Ärzten jedoch fehlt schlicht die Zeit dazu. Und es gibt einige wenige, die tatsächlich nicht erkennen, warum sie auf Augenhöhe mit Patienten umgehen sollten.

Wie können Sie als Krankenhauspatient dann reagieren? Etwas Abhilfe verschaffen Sie sich mit einem taktischen Trick: Reichen Sie Ihr Anliegen schriftlich ein. Soll heißen: Wenn Sie als Krankenhauspatient unter einem notorisch abwesenden Arzt leiden, hinterlegen Sie eine freundliche Notiz an ihn. Eine kurze und präzise Frage – oder auch nur ein Stichwort – verbunden mit der Bitte um Rücksprache. Geben Sie diesen Zettel der zuständigen Krankenschwester bzw. dem Pfleger und bitten Sie darum, dass er in Ihre »Kurve« gelegt wird. Das ist die Handakte der Station, in der Ihre sämtlichen medizinischen Verlaufsdaten aufgezeichnet sind. Mindestens einmal, meist jedoch zweimal täglich schaut Ihr Arzt (oder einer seiner Vertreter) in diese Kurve. Das erste Mal morgens bei der Visite. Das zweite Mal nachmittags nach Eingang von Laborwerten und Untersuchungsergebnissen (die sogenannte Kurvenvisite). Der Zettel mit Ihrer Frage wird ihm dabei in die Hände fallen – und ihm zumindest ein schlechtes Gewissen bereiten. Wahrscheinlich wird er ihn auch zu einer kurzen Antwort motivieren. Mit etwas Glück wird Ihr Arzt sogar spontan in Ihrem Zimmer vorbeischauen.

Wenn Sie noch nicht Insasse eines Spitals sind und – beispielsweise als Ambulanzpatient – Zeit in der Sprechstunde benötigen, hilft nur Vorausplanen. Formulieren

Sie, wenn möglich, vor dem Termin Stichpunkte mit Ihren wichtigsten Fragen. Wenn Sie im Gespräch merken, dass Ihr Arzt schon Richtung Tür blickt oder ständig auf die Uhr schaut, fragen Sie frühzeitig nach einem zusätzlichen Termin. Weisen Sie darauf hin, dass Sie durchaus noch eine Reihe von Fragen hätten, aber verstehen könnten, wenn das gerade den Zeitrahmen sprengt. Vielleicht könnten Sie ja in ein paar Tagen nochmal wiederkommen? Eigentlich sollte Ihr Arzt das selbst erkennen und von sich aus einen weiteren Termin anbieten. Eigentlich. Versuchen Sie ihm nachzusehen, dass er darauf spekuliert, dass Sie sich vielleicht schon mit der kurzen Sprechzeit zufrieden geben. Wenn Ihr Anliegen allerdings rundweg abgelehnt wird, wechseln Sie den Arzt.

Ärzte haben zu wenig Zeit für Gespräche mit ihren Patienten. Darunter leiden der Patient, die Behandlungsqualität und nicht zuletzt der Arzt selbst. So bekannt und offensichtlich es aber sein mag: Die fehlende Zeit für Gespräche ist wohl der Hauptgrund für das oftmals schlechte Image der sogenannten »Schulmedizin« in Deutschland. Gerade den überzeugten Schulmediziner schmerzt es, wenn seine Profession als »Gerätemedizin« herabgewürdigt wird. Ihn macht diese Bezeichnung zu einem bloßen Techniker in einem Gesundheitsapparat, an dessen Defiziten er in ähnlicher Weise leidet wie seine unzufriedenen Patienten. Auch die meisten Schulmediziner in den Kliniken beklagen die stetige Steigerung der Behandlungsfälle in den Kliniken. Deren Prinzip heißt ganz klar: Masse statt Klasse. Immer mehr Behandlungsfälle in immer kürzerer Zeit. Dabei geht echte Behandlungsqualität zwangsläufig verloren, denn die erfordert ausreichend Zeit für menschliche Zuwendung. Anders als ihre Patienten könnten Krankenhausärzte und ihre Lobby sich dem System aber durchaus verweigern und notwendige Reformen erzwingen. Warum das nicht passiert, ist ein anderes Thema (→ 43: *Warum wehren Ärzte sich nicht gegen die Zustände im Krankenhausbetrieb?*). Dieses Versäumnis der Ärztevertreter jedenfalls trägt einen Großteil der Schuld daran, dass ausreichend lange Patientengespräche sowohl für niedergelassene Ärzte als auch für Kliniken wirtschaftlich schlicht unmöglich sind. Von diesem Missstand lebt mittlerweile eine ganze Industrie. Heilpraktiker und Osteopathen, Akupunkteure, Gurus und immer neue obskure Therapeuten bieten vermeintliche Alternativen zur bösen Schulmedizin an. Nur weil die etablierte Ärzteschaft es zuließ, konnten diese selbsternannten Alternativheiler die wichtigste Aufgabe der Ärzte übernehmen: dem Patienten zuzuhören. Fast klingt es ironisch, aber das Patientengespräch ist auch der eigentliche Kern der Schulmedizin. Für Schulmediziner ist diese Einsicht entsprechend frustrierend. Der eigene Berufsstand hat seine Patienten so sehr vernachlässigt, dass sich diese massenhaft von ihm abwenden.

Der Erfolg sogenannter alternativer Therapeuten beruht auf der Kraft des Gespräches und der damit verbundenen menschlichen Zuwendung. Die gibt Patienten gerade mit schweren und chronischen Erkrankungen oft entscheidende Stärke und Hoffnung. Und sie zeigt, woran es in Krankenhäusern am meisten mangelt: an Menschen, die Zeit haben zuzuhören.

4 Krankenversicherung: privat oder gesetzlich? Und wie sind eigentlich Ärzte versichert?

Hier verhalten Krankenhausärzte sich wie andere soge-nannte Besserverdiener (→ 13: *Wie viel verdient ein Kran-kenhausarzt eigentlich?*). Sie ziehen eine private Kran-kenversicherung (PKV) tendenziell vor. Wenn sie doch gesetzlich versichert sind, dann aus denselben Gründen, aus denen auch andere vor den Privaten zurückschre-cken. Erstens: Wer Kinder mitversichern muss, kann dies bei der gesetzlichen Kasse quasi umsonst, während sich bei der PKV der eigene Beitrag faktisch verdoppelt. Zweitens: Jenseits der 50 wird es teuer. Mit den Jahren kommen die Krankheiten, und dieses eigene Versiche-rungsrisiko muss man in der PKV teuer bezahlen. Im So-lidarsystem der GKV verteilen sich die Krankheitskosten aller hingegen auch auf alle. Wer gesund ist und gut ver-dient, ist in der GKV also im Nachteil.

Ein kinderloser, junger und gesunder Arzt hat gute Gründe, die PKV zu wählen. Die abgedroschene Phrase von der *Zwei-Klassen-Medizin* ist nämlich zumindest in einer Hinsicht zutreffend: Als Privatversicherter bekom-men Sie die früheren Termine in den edler eingerichteten Praxen. Ihr Krankenhauszimmer ist schöner, die Behand-lung oftmals freundlicher. In immer mehr Häusern dürfen Sie in sogenannten Komfortstationen räumlich getrennt vom Chipvieh nächtigen. (Als Chipvieh wird im Krankenhausjargon liebevoll die ungewaschene Masse der gesetzlich Versicherten bezeichnet; also ca. 90 Prozent der Bundesbürger.)

Auf solchen Komfortstationen verschwimmt der Unterschied zwischen Krankenschwester und Stewardess. Klinikessen wird hier genießbar. Echte Schnittblumen schmücken das Zimmer. Fast wird der Krankenhausaufenthalt erträglich. Die gute Nachricht: Dieses Mehr an Komfort ist auch schon alles Wesentliche, das die Klassen in der stationären Krankenhausbehandlung voneinander trennt. Die Tatsache nämlich, dass Privatversicherte häufiger von Chefärzten behandelt werden, ist *kein* automatischer Vorteil für den Patienten (→ 22: *Chefarztbehandlung: immer die beste Option?*). Und was den Umfang der Behandlungsleistungen angeht, lässt sich klar sagen: Was die gesetzlichen Kassen nicht bezahlen, braucht in aller Regel auch kein Mensch. Gesetzliche Kassen sind oft langsam und umständlich. Manche versprühen den Charme einer Behörde. Aber sie zahlen in Deutschland noch alles Notwendige. Zum Leidwesen mancher Patienten manchmal auch noch sehr viel mehr (→ 10: *Welche Hintergedanken hat mein Klinikarzt, wenn er bestimmte Therapien empfiehlt?*).

Durchaus anders sieht es in der ambulanten Behandlung aus. Abhängig davon, in welcher Region Deutschlands Sie leben, ist Ihnen das Problem vertraut (im äußersten [Nord-]Osten ist es ganz finster, während Kölner es kaum kennen dürften): Ein Termin in der Praxis oder

der Klinikambulanz ist unter Umständen schwer oder gar nicht zu bekommen. Der Terminkalender sei voll, teilt Ihnen die Arzthelferin am Telefon mit. Erst wieder übernächsten Monat ginge da was. Dabei, so dachten Sie in Ihrer Naivität, haben die Kassenärztlichen Vereinigungen den gesetzlichen Auftrag sicherzustellen, dass ausreichend niedergelassene Ärzte aller medizinischen Fachrichtungen zur Behandlung der gesetzlich versicherten Patienten vorhanden sind.

Die Kassenärztlichen Vereinigungen beharren darauf, dass sie diesen Auftrag tatsächlich erfüllen. Und auch der Ärztemangel, sagen die Krankenkassen, sei doch gar nicht so schlimm und eigentlich nur eine Propagandanummer der Ärzteschaft. Warum bekommen Sie dann trotzdem keinen Termin? Die Wahrheit liegt, wie so oft, in der Mitte. Tatsächlich gibt es in Deutschland rechnerisch genug niedergelassene Ärzte – bezogen auf die Einwohnerzahl der Republik. Es ist aber bekannt, dass diese Niedergelassenen sich überproportional häufig in größeren Städten tummeln. Auf dem Land herrscht daher oft relativer Mangel.

Viele Kassenärzte bevorzugen bei der Terminvergabe konsequent Privatversicherte. Auch wenn ihnen das durch ihren Vertrag mit der KV eigentlich verboten ist: Privatversicherte sind schlicht lukrativer. Viele Niedergelassene sind bestrebt, diese durch komfortable Terminvergabe an sich zu binden. Die verbleibenden KV-Ärzte, die das nicht tun, bekommen umso mehr Zulauf von entnervten Kassenpatienten, den sie zeitlich nicht immer schultern können.

5 Gibt es Tricks, um an ein Einzelzimmer zu kommen?

Ja, aber Vorsicht: Diese sind nur etwas für Fortgeschrittene und können nach hinten losgehen. Einzelzimmer rechnen sich für ein Krankenhaus meist nur bei zusätzlicher Bezahlung. Als gesetzlicher Kassenpatient erhält man ein Einzelzimmer daher entweder

- zufällig (häufigster Grund)
- bei Isolationspflicht: Bestimmte Verdachtsfälle müssen zum Schutz anderer Patienten räumlich von diesen getrennt werden. Das ist beispielsweise bei Meningokokken-Meningitis der Fall, einer sehr ansteckenden und ebenso gefährlichen Hirnhautentzündung. Wenn Sie eine solche Erkrankung haben, plagen Sie jedoch ganz andere Sorgen als der Wunsch nach einem Einzelzimmer.

Andere Infektionen sind weniger dramatisch, aber ebenso »trennungspflichtig«. Insbesondere die Palette der Durchfallerkrankungen, allen voran die Norovirus-Infektion und die Clostridien-Colitis, eine spezielle Form der bakteriellen Dickdarmentzündung. In beiden Fällen dürften Sie nicht mit Patienten in einem Zimmer nächtigen, die diese Infektionen nicht haben. Hier liegt der Haken: Lassen Sie bei Aufnahme durchblicken, dass Sie einen Norovirus oder eine Clostridien-Infektion haben, sind Sie vielleicht nicht der oder die Einzige. Wenn es bereits ein entsprechendes Isolationszimmer gibt, landen Sie dort und fangen sich gerade den fiesen Keim ein, mit dem Sie eben nur kokettiert haben.

■ bei exotischen psychischen Erkrankungen, die Sie für andere Patienten unzumutbar machen. Diese Variante erfordert ein gehöriges Maß an Schamlosigkeit und Hartnäckigkeit. Erwachen Sie in der ersten Nacht beispielsweise mehrfach lautstark schreiend und klagen über Alpträume, können Sie darauf wetten, dass die Mitpatienten ihren Unmut am nächsten Tag bei der Schwester abladen. Und nichts ist für eine Krankenschwester nervtötender als ein »Problemzimmer« mit permanent unzufriedenen Patienten. Sie wird die einfachste Methode wählen, das Problem zu beseitigen, und Sie in ein anderes Zimmer verlegen. Dabei kann es Ihnen allerdings passieren, dass Sie die Nächte fortan mit einem Menschen verbringen, den ganz ähnliche Alpträume plagen wie Sie.

■ (manchmal) durch schamlose Schwesternbestechung. Pralinen, Blumen und Kaffeegeld steigern den eigenen Sympathiefaktor in der Belegschaft erheblich.

6 Chefarzt Professor Dr. von Bödefeld betritt den Raum. Wie spreche ich ihn an?

Die Höflichkeit gebietet es zumindest bei der ersten Begegnung, den Chefarzt mit »Herr Professor« anzusprechen. Den Titel von vornherein unter den Tisch fallen zu lassen kommt nie gut an. Weder beim älteren Professor noch bei der jungen Doktorin. (Eine ältere Professorin werden Sie übrigens nur selten antreffen. Die Habilitationsquote unter den Ärztinnen steigt erst in den letzten Jahren – und das auch nur sehr langsam. Sofern Sie also eine Professorin antreffen, ist sie wahrscheinlich in den besten Jahren.)

Unabhängig davon, wie Sie zu solch bourgeoisen Gepflogenheiten stehen: Ringen Sie sich durch. Denn auch wenn ein Betitelter es im privaten Gespräch abstreiten mag: Er hört es gern. Und manchmal hat er sich für seinen Titel sogar ins akademische Zeug gelegt. Manchmal aber zugegebenermaßen auch nicht. Denn die wissenschaftliche Qualität der Promotionsleistungen im Fach Humanmedizin ist, gelinde gesagt, umstritten. Einige wenige Ärzte machen sich aus ungeklärten Gründen die jahrelange Mühe echter (Vollzeit-)Experimentalforschung. Von ihren Fakultäten werden solche Ausnahme-Dissertationen dafür mit guten bis sehr guten Noten ausgezeichnet. Der Anteil Letzterer liegt im einstelligen Prozentbereich. Der überwiegende Teil der promovierten

Mediziner erbrachte hingegen eine Promotionsleistung, die beispielsweise im Fach Biologie nicht mal als missglückte Hausarbeit durchgehen würde. In der Medizin werden solche Arbeiten hingegen als ausreichende oder befriedigende Gründe zur Verleihung des Doktortitels angesehen. Entschuldigt wird diese Schmalspurwissenschaft mit dem Argument des ungleich längeren Studiums der Ärzte. Dass das Unsinn ist, ist jedem Akademiker klar. Selbst den Ärzten.

Ihre einmalige Anerkennung des Titels der »Frau Doktor« wird die weitere persönliche Beziehung jedenfalls auf eine gute Basis stellen. In einer laufenden Unterhaltung hingegen immer wieder als »Herr Professor« bzw. »Frau Doktor« angesprochen zu werden, wünscht Ihr Arzt sich meist nicht. Es wirkt schnell unterwürfig. Sollte der Herr Professor Sie jedoch korrigieren und ausdrücklich nach der Betitelung verlangen, wechseln Sie lieber den Arzt.

Einen Anspruch auf die Nennung des Titels hat freilich niemand. Zwar sind beide Begriffe rechtlich geschützt, doch weder der akademische Grad des Doktors noch die reine Amtsbezeichnung des Professors sind Namensbestandteile. Akademische Bezeichnungen und ihre Konventionen sind etwa so überschaubar wie das Rangsystem des Kardinalskollegiums. Ein echter akademischer Grad ist jedoch nur der Doktortitel, in diesem Fall der des Doktors der Medizin. Der Titel wird für eine Promotionsleistung verliehen, die die Fähigkeit zur selbständigen wissenschaftlichen Arbeit beweisen soll. In Deutschland kann man seinen Doktortitel in den Pass oder

Personalausweis eintragen lassen. Dieses Privileg haben die Herren Doktoren Innenminister stets gegen alle egalitären Bestrebungen nicht promovierter Abgeordneter verteidigt. Weder durch die universitäre Verleihung noch durch die Eintragung im Pass wird der Doktortitel aber zum Namensbestandteil. Die Rechtsprechung hat das immer wieder bestätigt.

7 Was ist von medizinischen Rankings und Internetbewertungen zu halten? Was von sogenannten Qualitätsberichten der Kliniken?

Magazine und Zeitungen beglücken uns regelmäßig mit Klinikrankings. Und Politiker versuchen es den Patienten als Fortschritt anzudrehen, dass Krankenhäuser neuerdings zu »strukturierten Qualitätsberichten« verpflichtet sind. Letztlich sind all diese Publikationen aber gleichermaßen wertlos, wenn es um die Beurteilung der Behandlungsqualität von Krankenhäusern geht. Sie kranken nämlich an einem gemeinsamen Problem: Es existieren bisher keine objektiven Daten. Fallzahlen allein sagen nichts aus. Auch die Anzahl der postoperativen Infektionsfälle in einer bestimmten Klinik beispielsweise ist nur von eingeschränkter Aussagekraft, ebenso die Anzahl der Sterbefälle in einer Klinik. Diese Zahlen sind nämlich stets abhängig von den jeweiligen Grundbedingungen. Behandelt eine spezialisierte Klinik z. B. oft schwerkranke Patienten mit fortgeschrittenem Speiseröhrenkrebs? Dann wird sie auch erheblich mehr Sterbefälle zu verzeichnen haben als eine Klinik, die nur die Anfangsstadien behandelt. Ganz gleich, wie gut sie aus medizinischer Sicht sein mag. Zur Beurteilung der Behandlungsqualität müsste also eine Vielzahl von Daten erhoben und miteinander abgeglichen werden. Welche Krankheitsfälle in welchem Stadium werden behandelt? Wie stark sind die entsprechenden Patienten vorerkrankt? Welche Behandlungskomplikationen sind aufgetreten? Vor allem aber: Welche Lebensqualität haben die Patienten während und nach der Behandlung? Vor allem diese letzten Punkte in objektiver Weise zu dokumentieren bereitet den sogenannten Versorgungsforschern noch Kopfzerbrechen. Es gibt entsprechende Modelle, aber die Frage, wie beispielsweise Lebensqualität sich objektiv messen und vergleichen lässt, ist nicht einfach zu beantworten. Doch selbst wenn alle Messinstrumente zur Verfügung stünden: Die Erhebung solcher Daten kostet viel Zeit und Geld. Bereits heute verbringen Pfleger und Ärzte einen (zu) großen Teil ihrer Arbeitszeit mit Dokumentationstätigkeit. Wenn zukünftig pro Patient auch noch eine Vielzahl der oben genannten Parameter dokumentiert werden müsste, wäre deutlich mehr Personal nötig. Sie können sich vorstellen, wie Krankenhauskonzerne dazu stehen.

Die meisten Ärzte und Forscher würden eine solche Qualitätsdokumentation allerdings ebenso begrüßen wie die Patienten. Geeignete – wenn auch noch nicht perfekte – Messinstrumente stehen durchaus schon zur Verfügung. Es wäre an der Politik, die Krankenhäuser zu verpflichten, diese anzuwenden und hierfür ausreichend neues Dokumentationspersonal einzustellen. Wenn die zusätzliche Arbeit aber auf die bereits deutlich überlasteten Schwestern und Ärzte abgeladen wird, schmälert eben diese Arbeit die Zeit, die mit Patienten verbracht wird. Und damit wiederum die Behandlungsqualität. Die Kosten, die durch eine solche Qualitätsdokumentation entstehen würden, lassen aber auch die Krankenkassen zögern. Denn es ist nicht gesagt, dass eine effektive Dokumentation der Behandlungsqualität letztlich auch die Gesamtkosten der Klinikbehandlungen senkt. Man mag optimistisch davon ausgehen, dass beispielsweise eine Verringerung von Komplikationen oder die Vermeidung unnötiger Eingriffe die Gesamtkosten senkt. Zu beweisen ist das aber nicht. Sicher ist hingegen, dass die Einrichtung der Dokumentationssysteme und der zugehörigen neuen Arbeitsplätze erst mal viel Geld verschlingt. Und Geld zu sparen ist das Einzige, was Krankenkassen-Manager interessiert.

Was die Bewertungsportale im Internet betrifft: Betrachten Sie sie mit großer Vorsicht. Dabei gelten die gleichen Grundregeln wie für das Googeln von Krankheiten. Für Arzt-/Klinik-Bewertungsportale darf man unterstellen: Ein Großteil der Hurra-Kritiken kommt von Mitarbeitern der entsprechenden Einrichtungen. Dazwischen verstecken sich einzelne Frustberichte und empörte Beschwerden über schlechtes Klinikessen und unfreundliche Ärzte. Man kennt das von jedem Reiseportal, und es hilft einem überhaupt nicht weiter. Die Selbstdarstellungen einzelner Kliniken sind von vergleichbarem Informationsgehalt. Wenn sich in den Foren hingegen ein deutliches Beschwerdemuster über eine einzelne Klinik abzeichnet, kann das relevant sein. Achten Sie in solchen Fällen unbedingt auf belegbare und konkrete Vorwürfe. Stimmungsmache ist auch unter Klinikpatienten nicht unüblich und für Ihre Entscheidungsfindung ebenfalls nicht hilfreich. Bei derlei Recherchen gilt es, sich der eigenen Befangenheit besonders bewusst zu sein. Wenn Sie für sich selbst oder eine nahestehende Person Erkundigungen einholen, werden Sie bei Ihren Schlussfolgerungen oft von bestimmten Ängsten und Unsicherheiten geleitet. Vertrauen Sie im Zweifelsfall lieber auf die objektivere Bewertung einer unabhängigen Ärztin Ihres Vertrauens. Oder fragen Sie beispielsweise eine Onkologin, die weiter entfernt von der St. Hildegardklinik niedergelassen ist, was sie von der dortigen Strahlenbehandlung hält. Mit der Entfernung von der Klinik steigt die Wahrscheinlichkeit, dass die Onkologin nicht durch eventuelle Zuweisungsvergütung (kick-back) voreingenommen ist.

8 Lieber ins kleine Stadtkrankenhaus oder in die private Klinikkette, die den Eingriff am laufenden Band macht?

Auch wenn das Gegenteil auf den ersten Blick einleuchtend scheinen mag: Die nackte Anzahl durchgeführter Operationen ist kein verlässlicher Qualitätsindikator für den Patienten. Dass sie von manchen Interessengruppen als solcher verkauft wird, ist Augenwischerei.

Seit einigen Jahren gibt es in Deutschland für bestimmte Behandlungsformen eine sogenannte Mindestmengen-Regelung. Ein Krankenhaus darf demnach eine bestimmte Operation oder Behandlung nur dann mit der Krankenkasse abrechnen, wenn diese so und so oft innerhalb eines definierten Zeitraums dort durchgeführt wird. Offizieller – und scheinbar einleuchtender – Grund: Je häufiger ein bestimmtes Verfahren angewandt wird, desto geübter sind alle Beteiligten, desto besser ist das Ergebnis. In der Realität ist diese Mindestmengen-Forderung aber meist nichts anderes als ein Kampfinstrument von Krankenkassen und großen Krankenhäusern. Beide wollen vermeiden, dass bestimmte – teure – Prozeduren von vielen Krankenhäusern angeboten werden. Durch Bündelung dieser meist operativen Verfahren an einigen Zentren wollen die Kassen die Fallzahlen beschränken und die Kosten senken. Die glücklichen auserwählten Zentren wiederum freuen sich über eine Exklusivlizenz zur Verdrängung lästiger Konkurrenz. Der Chefarzt freut sich über seine prestigeträchtige Position als vermeintlicher Spezialist. Dem Patienten nützt das alles erst mal nichts.

Richtig ist in der Medizin wie in jedem Beruf: Übung macht den Meister. Ein gemachter Meister aber kann durchaus auf hohem Niveau arbeiten, ohne das Trainingspensum seiner Lehrjahre durchgehend fortzuführen. Beispielsweise wenn ein geübter Operateur an ein Kreiskrankenhaus wechselt. Die Operationsqualität ist nämlich meistens vor allem vom durchführenden Chirurgen abhängig. Ist er routiniert, spricht wenig dagegen, dass er seine Operationen an einem Krankenhaus durchführt, an dem diese Operation bisher vergleichsweise selten stattgefunden hat. Sinnvoll wäre es also bestenfalls, Mindestmengen-Beschränkungen auf einzelne Operateure, nicht aber auf Kliniken anzuwenden. Ein solcher Versuch zur Einschränkung der beruflichen Kompetenzen Einzelner aber würde in der Ärzteschaft einen Aufschrei verursachen.

Mindestmengen zu fordern ergibt hingegen immer dort Sinn, wo das komplexe Zusammenspiel vieler Menschen und Abteilungen entscheidend für den Erfolg einer Behandlung ist. Ein Paradebeispiel ist die Versorgung von Polytraumata (Unfallpatienten mit lebensgefährlichen Mehrfachverletzungen). Es ist seit langem nachgewiesen, dass für deren optimale Versorgung in der Klinik das schnelle und koordinierte Zusammenspiel eines Teams unmittelbar ab Eintreffen des Rettungswagens in der

Klinik entscheidend ist. Natürlich betrifft das auch schon die Erstversorgung durch den Notarzt am Unfallort. Spätestens mit Eintreffen in der Klinik kommt es aber auf einen routinierten Ablauf bei der Versorgung des Patienten durch das Team an. Dazu gehören z. B. Radiologen, Unfallchirurgen, Krankenschwestern und -pfleger, Anästhesisten und Allgemeinchirurgen, manchmal zusätzlich Neurochirurgen und andere. Sie alle müssen ihre Zusammenarbeit so abstimmen, dass bei der Organisation des komplexen Ablaufs keine für den Patienten lebensentscheidende Zeit vergeudet wird. Um dabei in Übung zu bleiben, braucht es tatsächlich »Mindestmengen« an Polytraumata pro Krankenhaus. Außerdem muss ein großes Team in Übung gehalten werden, zumal die Zusammensetzung der jeweiligen Einsatzmannschaft sich naturgemäß ständig ändert (Urlaub, Stellenwechsel etc.). Das alles vorausgeschickt, folgt nun die Ernüchterung: Einen verpflichtenden Standard oder eine »Mindestmenge« für die Versorgung von solchen Polytraumata gibt es in Deutschland nicht. Die zuständige Fachgesellschaft bemüht sich zwar, mit Zertifizierungsmaßnahmen einen Etikettenschwindel zu vermeiden. Trotzdem können sich in Deutschland auch die ungeeignetsten Krankenhäuser zur Teilnahme an der sogenannten Polytrauma-Versorgung anmelden. Hierfür müssen sie lediglich einen sogenannten Schockraum bei den Verteilerzentralen des Rettungsdienstes anmelden. Unfallpatienten sind ein lukratives Geschäft. Und ein prestigeträchtiges noch dazu. Die traurige Realität ist: Es existiert eine Vielzahl von Krankenhäusern, die sich an dieser selbstverliehenen

Kompetenz überheben und damit letztlich die Gesundheit von Unfallpatienten gefährden. Diese Häuser haben zwar oft einen Schockraum, es fehlt ihnen aber an einsatzbereiten Spezialisten (Unfallchirurgen, Radiologen usw.), wenn plötzlich nachts um halb vier der Notarzt mit einem Unfallopfer vor der Tür steht. Ein solcher Patient ist darauf angewiesen, dass sein Notarzt mit den Fähigkeiten der umliegenden Kliniken genau vertraut ist, um ihn von vornherein der richtigen zuzuführen. Meist geschieht auch genau das. Besser aber wäre es, wenn die Kliniken verpflichtet wären, ihre tatsächliche Einsatzbereitschaft (nicht nur das theoretische Vorhandensein von Versorgungseinrichtungen) regelmäßig gegenüber den Rettungsdienstträgern nachzuweisen.

Ein anderes Beispiel sind die (leider zu Recht) in Verruf geratenen Transplantationszentren. Abgesehen davon, dass selbstherrliche Chirurgen hier die Integrität eines ganzen Medizin- und Berufszweiges nachhaltig geschädigt haben, ist es tatsächlich sinnvoll, Organtransplantationen an wenigen Zentren zu bündeln. Transplantationen sind, auf die Gesamtheit der operativen Eingriffe bezogen, sehr seltene Verfahren. Entsprechende Übung auf Seiten der Operateure kann nur an Kliniken entstehen, die solche Eingriffe trotzdem häufig durchführen. Vor allem aber erfordert die Transplantationsmedizin wie kaum ein anderes Feld das feinjustierte Zusammenspiel einer Vielzahl medizinischer Fachrichtungen. Die eigentliche Durchführung der Operation ist manchmal sogar der einfachste Schritt. Dies gilt beispielsweise für Nieren- oder Herztransplantationen. Beide Organe sind technisch betrachtet relativ leicht zu verpflanzen; ganz anders ist es bei der Leber. Sowohl für Herz- als auch Lebertransplantationen aber gilt: Die Narkose während der OP und die intensivmedizinische Nachbetreuung erfordern speziell geschulte Ärzte und einen enormen apparativen Aufwand. In eine Lebertransplantation ist so von der Entscheidung (Indikationsstellung) über die eigentliche Operation bis hin zur Nachbehandlung in den ersten Wochen eine Vielzahl von Spezialisten rund um die Uhr involviert. Neben dem Chirurgenteam in jedem Falle mindestens noch ein Anästhesist, ein Internist und mehrere Intensivmediziner sowie natürlich die Pflegerinnen und Pfleger. Diese Tatsache macht schnell klar, welches Kartell des Schweigens an den Universitätskliniken herrscht, bei denen kürzlich die Manipulationen des Organvergabeverfahrens publik wurden. Es ist schlechterdings undenkbar, dass ein einzelner Arzt ohne Mitwissen und Unterstützung einer Vielzahl von Kollegen dieses Verfahren manipulieren könnte.

Als Patient kommen Sie in diesen ausgewählten Spezialfällen ohnehin kaum in die Verlegenheit, eine Klinik wählen zu müssen. Es wird Sie mehr oder minder automatisch an die nächstgelegene verschlagen. Die Frage nach der Klinikwahl wird Sie vielmehr in »Routinefällen« plagen, beispielsweise bei einem geplanten Gelenkersatz oder bei bestimmten Darmoperationen. Hier helfen Ihnen leider weder das *Focus*-Ranking noch die sogenannten »strukturierten Qualitätsberichte« der Krankenhäuser weiter (warum das so ist, steht in → 7: *Was ist von medizinischen Rankings und Internetbewertungen zu halten?*). Letztlich können Sie eine solche Klinikwahl nur auf wenige belastbare Kriterien stützen. Die beiden wichtigsten sind Ihr gesunder Menschenverstand und eine kurze Umfrage unter wenigen Ärzten Ihres Vertrauens. Bitten Sie ein oder zwei Ärzte, von denen Sie in der Vergangenheit fachlich überzeugt waren, sich im Kollegenkreis einmal umzuhören und Ihnen eine Klinik zu empfehlen. Dieses Verfahren liefert Ihnen im Zweifelsfall das aktuellste und zutreffendste Bild von der Kompetenz bestimmter Kliniken. Ob eine Klinik für eine bestimmte Behandlung taugt, kann stark variieren. Oft hängt eine Kompetenz nämlich von einem einzelnen oder wenigen Ärzten ab. Der oder die mag jedoch kurz nach der letzten Umfrage das Haus gewechselt haben. Manchmal ist aber auch erst eine bestimmte Nachbehandlung erfolgsentscheidend. Beispielsweise hängt bei einigen Operationen die spätere Lebensqualität maßgeblich von der Qualität der Rehabilitation ab – und nicht so sehr von der operierenden Klinik. Diese Zusammenhänge sind allerdings von außen oft nicht zu erkennen. Und sie ändern sich häufig. Hinzu kommt, dass Ärzte untereinander oft viel offener sprechen als beispielsweise gegenüber Zeitungsredaktionen oder fremden Patienten. Wenn also ein Mediziner sich unter Kollegen umhört, ist die Chance, dass Sie zu einer verlässlichen Empfehlung kommen, größer. Wie immer gilt auch hier: Weniger Meinung ist mehr. Sobald Ihre Umfrage ausufert, werden Sie den Überblick verlieren. Die achte Meinung des zehnten Arztes wird im Zweifelsfall nicht mehr Sicherheit, sondern im Gegenteil mehr Verwirrung schaffen. Beschränken Sie Ihre Erkundigungen auf zwei oder drei Ärzte. Sofern verfügbar, lohnt sich manchmal auch die Kontaktaufnahme mit einer Patientenorganisation. Manche dieser Organisationen empfehlen im Internet oder telefonisch Kliniken und Ärzte, mit denen sie in der Vergangenheit gute Erfahrungen gemacht haben. Patientenorganisationen sind in ihrer Zusammensetzung und teilweise auch in ihrer Verflechtung mit der Industrie oder anderen Drittinteressen jedoch ebenso heterogen wie beispielsweise »die Zeitungen«. Hier lassen sich also keine allgemeingültigen Empfehlungen geben. Aber egal was Sie tun: Lassen Sie in jedem Fall die Finger von längeren Internetrecherchen!

9 Kann ich schon im Vorfeld dafür sorgen, dass ich bei einem Schlaganfall oder Herzinfarkt in die beste Klinik komme?

Das ist sehr schwierig, aber glücklicherweise sind wirklich schlechte Kliniken die Ausnahme. In den meisten Krankenhäusern wird solide Arbeit geleistet, deren fachliches Niveau viele Länder neidisch macht. Manche Krankenhäuser – egal ob auf dem platten Land oder mitten in München – leisten sogar sehr gute.

Wenn Sie weit entfernt von einer Klinik beispielsweise einen Schlaganfall erleiden, können Sie davon ausgehen, dass ein Hubschrauber (relativ) schnell bei Ihnen ist. Trotzdem ist Ihr Risiko in solchen Gegenden naturgemäß größer. Bei Unwetter fliegt der Hubschrauber nicht. Vielleicht ist er auch gerade in einem anderen Einsatz unterwegs. So kann kritische Zeit verloren gehen. Das ist kein Versäumnis der Politik, sondern eine banale Tatsache des Lebens. Wer abseits wohnt, hat immer weite Wege. Und weite Wege können ein Risiko sein.

In *keinem* Fall aber braucht es für lebensrettende Sofortmaßnahmen eine Universitätsklinik. Auch Schlaganfall und Herzinfarkt können nach allen Regeln der Kunst an kleineren Krankenhäusern behandelt werden. Vorausgesetzt, die notwendigen Ärzte und Geräte sind vorhanden. Sollte nach der ersten Behandlung eine Weiterbehandlung in einem großen Haus notwendig werden, werden die behandelnden Ärzte für einen schnellen und sicheren Weitertransport sorgen. Die Infrastruktur dazu ist überall in Deutschland vorhanden.

Trotzdem gibt es gute und weniger gute Kliniken, wenn es um eine Notfallversorgung geht. Wobei »gut« in diesem Zusammenhang meist eine Frage der Organisation ist. Eine Klinik ist dann schlecht, wenn sie nach außen vorgibt, mehr zu können, als sie tatsächlich zu leisten im Stande ist. Wie kann so etwas überhaupt passieren? Die Fähigkeiten einer Klinik zur Notfallversorgung sind naturgemäß unterschiedlich. Ein Dorfkrankenhaus kann es sich wirtschaftlich unmöglich leisten, rund um die Uhr dienstbereite Neurochirurgen bereitzuhalten. Es meldet aus diesem Grund den Rettungsdiensten in seiner Umgebung, dass Patienten mit möglichen traumatischen Hirnverletzungen nicht notfallmäßig zu ihr gebracht werden dürfen. So weit, so richtig. In weniger klaren Fällen der Kapazitätsbeurteilung fällt der Klinik die Selbsteinschätzung oft nicht so leicht. Im Zweifelsfall traut sie sich gern zu viel zu, und das hat knallharte wirtschaftliche Gründe.

Beispiel Herzinfarkt: Sofern eine Klinik mit Herzkatheter-Labor verfügbar ist, wird ein Notarzt den Patienten dort einliefern. Nicht jeder Infarkt erfordert sofort einen Katheter, aber die Option zu haben ist wichtig. Oft stellt sich erst im Krankenhaus heraus, dass er notwendig ist. Klinik A mit Katheterlabor hat sich bei den Rettungsdiensten entsprechend angemeldet. Leider aber bedeutet die bloße Verfügbarkeit des Katheters in der Realität noch lange nicht, dass ein qualifizierter Kardiologe und sein Assistenzpersonal rechtzeitig einsatzbereit sind. Die Katheteruntersuchung muss schnell stattfinden. Wenn der diensthabende Katheterarzt der Klinik A aber über eine Stunde Anfahrtszeit hat, geht entscheidende Zeit verloren. Es wäre in diesem Fall vielleicht lebensentscheidend, wenn der Notarzt von vornherein eine Klinik B anfährt, die 30 Minuten weiter entfernt, aber einsatzbereit ist. Warum hat Klinik A den Notarzt nicht informiert? Weil es ums Geld und um die Reputation geht. Ein Geschäftsführer wird nicht akzeptieren, dass sein Krankenhaus den Katheter »abmeldet«. Das Katheterlabor muss sich schließlich finanzieren. Solche Art Etikettenschwindel einer Klinik ist die eigentliche Gefahr für den Patienten.

Noch gefährlicher, glücklicherweise aber auch seltener, ist eine andere Form des Konkurrenzkampfes: die Absprachen. Um sich (lukrative) Patienten zu verschaffen, bemühen Chefärzte naturgemäß alle verfügbaren Kontakte. Sie werben bei Kollegen um die Zuweisung von deren Patienten in ihre Klinik. Daran ist zunächst einmal nichts auszusetzen. Aber bei diesem Werben können schleichend Grenzen überschritten werden, lange bevor es zu strafbaren Bestechungszahlungen kommt. Traurige Realität ist folgendes Beispiel aus einem deutschen Flächenland. In einer stürmischen Nacht erleidet ein älterer Mann zu Hause eine spontane Hirnblutung. Der Notarzt bringt ihn schnell in eine naheliegende Klinik. Hier wird sofort erkannt, dass es sich um eine operationspflichtige Diagnose handelt. Der Patient muss so schnell wie möglich in eine neurochirurgische Klinik verlegt werden, andernfalls könnte das Blutgerinnsel eine lebensbedrohliche Erhöhung des Hirndrucks verursachen. Eine geeignete Klinik befindet sich in der nahen Landeshauptstadt – gut zwanzig Minuten Autofahrt entfernt. Der anhaltende Sturm macht den Einsatz eines Hubschraubers unmöglich. Schneller wird es also nicht gehen. Leider aber existiert für diesen Fall eine »Absprache«. Der Chefarzt R. der Rettungsstelle ist nämlich gut befreundet mit dem Chefarzt N. einer Neurochirurgie. Dessen Klinik befindet sich ebenfalls in Richtung der Landeshauptstadt, aber knappe 200 km dahinter, in einer dünn besiedelten Gegend. Diesem Standortnachteil ist es wohl geschuldet, dass die Betten der Neurochirurgie nie so recht voll werden wollen. Die beiden Ärzte vereinbaren daher, dass Patienten der Rettungsstelle – sofern eben möglich – die 200 km in die Abteilung des Dr. N. verlegt werden sollen. Ein derartiger Deal wäre in anderen Zusammenhängen auch nicht grundsätzlich verwerflich. Vorausgesetzt, die Verlegung ist nicht zum medizinischen Nachteil des Patienten, und vorausgesetzt, der Patient stimmt ihr zu. Beides war in der betreffenden Nacht aber nicht der Fall. Der absurd lange Transportweg brachte den Patienten in Lebensgefahr. Weder er noch seine Angehörigen wussten zudem vorher von der Verlegung. Sie war eindeutig eine ärztliche Fehlentscheidung, die so von den beiden Chefs selbst vermutlich nicht getroffen worden wäre. Nachts aber sind Chefärzte selten im Klinikeinsatz. An ihrer Stelle schmeißen Assistenten den Laden – nach klaren Anweisungen vom Chef. Und Anweisungen vom Chef unterliegen in der deutschen Medizin leider einem Unfehlbarkeitsdogma. Ganz gleich, ob sie augenscheinlich widersinnig sind. Anweisungen werden wortwörtlich ausgelegt und exekutiert. Sonst droht einem nämlich selbst die Exekution. Die Assistenten beider Kliniken wussten an diesem Abend um das Risiko. Weder der verlegende noch der annehmende Arzt hielten es für eine gute Idee. Auch nicht der Notarzt, der den Patienten schließlich über die lange Strecke begleitete. Drei Ärzte führten gefährliche Anweisungen aus, die sie sich selbst in vermeintlichem Gehorsam ihren Chefs gegenüber gaben. Die Angst vor dem Unmut ihrer Chefärzte war größer als ihr ärztliches Pflichtgefühl. Raffgier spielte an keiner Stelle eine Rolle. Weder die Chef- noch die Assistenzärzte hätten diesen Wahnsinn aus wirtschaftlichem Interesse angeordnet.

Die Sache ging für den Patienten übrigens gut aus. Er hat den Transport in unverändertem Zustand überstanden und wurde in der Klinik des N. schließlich richtig behandelt. Aber das Ganze hatte ein Nachspiel. Dem verantwortlichen Arzt für die Notarzteinsätze der Klinik von R. fiel die ungewöhnlich lange Fahrt in den Protokollen auf. Er beschwerte sich zu Recht beim Träger des Rettungsdienstes darüber, dass die vermeidbare Überlandfahrt keinen Einsatz des Rettungswagens rechtfertigte, da er unverhältnismäßig lange für Notfalleinsätze ausfiel. Es ist anzunehmen, dass R. und N. sich peinliche Fragen gefallen lassen mussten. Inwiefern das eine Wiederholung aber ausschließt, bleibt unklar.

Wie kann man sich als Patient gegen so etwas schützen? Gar nicht. Es bedarf eines Kulturwandels in der deutschen Ärzteschaft. Leider ist der bisher nicht absehbar. Erste Bemühungen des Ärztenachwuchses sind aber zu erkennen. Gegen den heftigen Widerstand der Vorgesetzten und mit schwacher Unterstützung aus den eigenen Reihen bemühen sich einige darum, solche Vorgänge aufzudecken und ein Umdenken anzustoßen. Ein junges Beispiel ist die von Ärzten betriebene Internet-Plattform Medleaks (www.medleaks.org). Eine Plattform zur anonymen »Datenspende«, die unethische Vorgänge im Gesundheitswesen publik machen möchte, um Druck gegen die Verantwortlichen – insbesondere auf ärztlicher Seite – aufzubauen. Eine solche Initiative aus den Reihen der Ärzte ist überfällig, ob sie auch Erfolg haben wird, muss sich noch erweisen. Als »Botschafter« von Medleaks unterstützt der Autor jedenfalls die Bemühungen darum.

10 Welche Hintergedanken hat mein Klinikarzt, wenn er bestimmte Therapien empfiehlt?

»Ärztinnen und Ärzte haben [...] ihr ärztliches Handeln am Wohl der Patientinnen und Patienten auszurichten. Insbesondere dürfen sie nicht das Interesse Dritter über das Wohl der Patientinnen und Patienten stellen«. Das ist Paragraph 2 Absatz 2 der sogenannten Musterberufsordnung für Ärzte. Im Krankenhausalltag steht dem Patientenwohl bei der ärztlichen Behandlung aber so einiges entgegen – Profitgier der Krankenhäuser ist aber nur eins der Probleme. Einen stärkeren Einfluss auf den Arzt haben meist viel banalere Dinge. Ein typisches Beispiel:

Ein junger Mann kommt abends in die Notfallambulanz. Er hat sich den Unterarm gebrochen. Der diensthabende Assistenzarzt legt einen Gips an und bestellt den Patienten für den nächsten Tag zur Nachkontrolle. Dann schickt er ihn nach Hause. Ein medizinisch einwandfreies Vorgehen. Beide sind mit sich und der Behandlung zufrieden – bis zum nächsten Tag. Da wird der junge Arzt vor versammelter Mannschaft vom Chef auseinandergenommen: »Sie kennen meine Anweisung: Solche Frakturen werden in meiner Klinik immer operiert! Sie wollen wohl nicht Chirurg werden?« Den Operationssaal sieht der

Assistent in den folgenden Wochen tatsächlich nicht von innen.

Die Episode ist real und alltäglich. Sie wurde vor einigen Monaten im anonymen Ärzteforum medleaks.org berichtet, und jeder Klinikarzt kennt ein Dutzend ähnliche Begebenheiten. Was ist der Hintergrund? Die Operation des Bruchs hätte der Klinik deutlich mehr Geld gebracht. Sie wäre medizinisch und juristisch unangreifbar gewesen, aber nicht notwendig. Das wusste der Assistenzarzt. Er hat sich jedoch in jugendlicher »Naivität« vom Patientenwohl leiten lassen, und das verlangt selbstverständlich, die schonendste Therapiemöglichkeit zu wählen. Zumal jede Operation mit Risiken verbunden ist und seien sie noch so gering. Woher rührt nun der große Ärger des Chefs? Es ist möglich, dass er für diese OP eine Bonuszahlung vom Krankenhaus erhalten hätte, dass er also einen Vertrag unterschrieben hat, in dem er auch für die Anzahl bestimmter Prozeduren belohnt wird. Wir wissen es nicht. Auf jeden Fall aber muss er zusehen, dass die Betten seiner Klinik ausgelastet sind. Dazu hätte der Patient nach der Unterarm-OP einige Tage beigetragen.

Oft geht es dem Chef aber gar nicht in erster Linie um die Finanzen. Denn ganz andere Faktoren als das Krankenhausbudget bestimmen maßgeblich sein Tun. Chirurgen operieren einfach gern. Zudem hängt ihre Reputation im Kollegenkreis von der Anzahl durchgeführter Operationen ab. Der junge Assistent hat seine Klinik auch um eine Operation gebracht, die für die Klinikreputation und den Ausbildungsbetrieb gebraucht wird. Hinzu kommt, dass in der Sozialisation der herrschenden

Chefarztriege das Wort des »Alten« stets Gesetz war. Nicht weniger erwartet er nun von seinen Unterlingen. Die Entscheidung des Assistenten ist insofern auch eine narzisstische Kränkung. Aus Sicht des Chefs grenzt sie an Sabotage.

Aber was ist mit dem Patientenwohl, fragt sich der Nichtmediziner. Ist es dem Chef egal? Meistens nicht. Aber nach zwanzig Berufsjahren und etlichen hundert Operationen ist die Wahrnehmung des Chefarztes eine andere als die des Patienten. Was ist schon eine kleine Verplattung einer Radiusfraktur, wie die Operation im Fachjargon heißt? Die Risiken sind gering und der Patient kann den Arm vielleicht schneller wieder belasten. Von den Vorteilen für die Klinik ganz abgesehen. Dass die Priorität des Patienten eine andere ist, weiß der Chef selbstverständlich. Seine Entscheidung, sie zu übergehen, sieht er durch seine berechtigten Interessen und die wirtschaftlichen Zwänge aber gerechtfertigt. Außerdem gilt noch immer: »Ein Patient, der einer Operation nicht zustimmt, ist schlicht falsch aufgeklärt«. So belehrt der berüchtigte Chefchirurg einer großen Universitätsklinik regelmäßig seine Assistenzärzte. Seine Denkweise wird von vielen Chefchirurgen und Amtskollegen anderer Fachrichtungen geteilt. Auf diese Weise kommt es genauso zu überflüssigen Herzkatheteruntersuchungen in der Inneren Medizin wie zu unnötigen Operationen in der Chirurgie. Eine Krankenkasse veröffentlichte 2012 eine Studie, der zufolge der ganz überwiegende Teil aller Rückenoperationen überflüssig ist. Vielsagenderweise haben Ärztevertreter dem nicht widersprochen. Möglich sind solche überflüssigen OPs nur, weil untergebene Klinikärzte nicht widersprechen; weder Assistenten noch Oberärzte. Wer sich im Interesse des Patienten dem System widersetzt, riskiert Ausbildung, Karriere und Arbeitsplatz. Weder die Klinikstrukturen noch die Institutionen der Ärzteschaft schützen untergebene Klinikärzte in diesen Fragen vor der absoluten Willkür ihres Chefs. Darauf sind die sogenannten Transplantationsskandale ebenso zurückzuführen wie die tägliche Patientenvernachlässigung, die aus Kleinigkeiten wie überflüssigen Untersuchungen oder Blitzabfertigungen in der Ambulanz besteht.

Eigentlich gilt: *Salus aegroti suprema lex*. Das Patientenwohl steht über allem. Ein utopischer Anspruch zwar, aber ein notwendiger. Denn der Patient ist abhängig von der Integrität seines Therapeuten. Der Patient setzt voraus, dass bei der Entscheidung für eine bestimmte Behandlung sein Wohl an erster Stelle steht. Man nennt das auch Vertrauen. Übrigens die wichtigste Voraussetzung dafür, dass eine Behandlung gelingen kann.

11 Fallpauschalen (DRGs). Wie verdienen Krankenhäuser an mir?

DRGs sind der Kern des Regelwerkes, nach dem Krankenhäuser von gesetzlichen Kassen bezahlt werden. Die Abkürzung kommt wie so oft aus dem Englischen: Diagnosis Related Groups. Auf Deutsch also in etwa: diagnosebezogene Gruppen oder einfach kurz Fallpauschale. Wenn Sie im Krankenhaus behandelt werden, errechnet ein sogenannter Grouper (nicht der Fisch, sondern ein Computerprogramm) aus all Ihren einzelnen Diagnosen so etwas wie eine Sammeldiagnose. Mit der stopft der Grouper Sie nach komplizierten Regeln in eine dieser ominösen diagnosebezogenen Gruppen (DRG). Mit dieser DRG geht die Klinik zur Krankenkasse und bekommt dafür eine Fallpauschale ausgezahlt.

Das DRG-Prinzip lautet: Für einen einzelnen Klinikaufenthalt eines Patienten zahlt die Kasse nur genau eine (von vornherein festgelegte) Pauschale an die Klinik. Die Höhe der Pauschale bestimmt sich nach der offiziellen Hauptdiagnose. Sie entspricht im Normalfall der Beschwerde oder Krankheit, deretwegen der Patient in die Klinik gekommen ist. Die Pauschale ist grundsätzlich für jedes Krankenhaus gleich hoch und unabhängig davon, wie viele Untersuchungen eine Klinik eventuell zusätzlich durchführt. Das soll unnötig lange Aufenthalte und Zusatzbehandlungen für eine Klinik unattraktiv machen.

Ein Idealist könnte das DRG-Prinzip für ganz plausibel halten: Ist es nicht gut, wenn alle für gleiche Arbeit auch das Gleiche bekommen?

Wie der Kommunismus scheitert aber auch die DRG-Theorie an der menschlichen Natur, denn die DRG-Theorie geht davon aus, dass Erkrankungen und Behandlungen sich in ihrem individuellen Verlauf zu einem ausreichenden Grad »standardisieren« lassen. Ein DRG-Code bezeichnet also eine standardisierte Durchschnittsbehandlung eines standardisierten Durchschnittspatienten mit einem standardisierten Durchschnittsverlauf. Sie ahnen bereits, wo hier der Fehler liegt. Die DRG-Pauschale, die eine Klinik erhält, schließt für einen einzelnen Klinikpatienten alle Leistungen ein, egal wie viele anfallen. Sie schließt also neben der Gesprächszeit alle Röntgenbilder, Medikamente, Operationen usw. ein. Vor allem legt sie auch die Anzahl der Tage fest, die ein Patient – in Abhängigkeit vom Ratschluss des Groupers – berechtigt ist, in seinem Krankenhausbett zu liegen. Wenn der Patient sich aus irgendeinem Grund aber weigert, durchschnittlich zu sein, erweist seine DRG sich als strenge Mutter. Ein paar zusätzliche Tage darf er unter bestimmten Bedingungen noch bleiben, bis er die »obere Grenzverweildauer« erreicht hat. Dann ist endgültig Schluss, und die Klinik zahlt jeden weiteren Aufenthaltstag aus eigener Tasche. Natürlich auch jede weitere Untersuchung oder Behandlung, egal wie notwendig sie ist.

Dass ein solches Abrechnungsprinzip überhaupt einmal als sinnvoll erachtet worden ist, erklärt sich, wie die Theorien von Karl Marx, historisch. Auch die DRG-

Einführung ist rückblickend eine Überreaktion auf wirtschaftliche Exzesse. Vor den DRG konnten Ärzte, weitgehend unbehelligt von den Krankenkassen, einen Patienten so lange in der Klinik behalten, wie dieser es mitmachte. Sie konnten mehr oder minder nach Belieben noch ein paar zusätzliche Untersuchungen machen und den ganzen Spaß abrechnen. Von dieser Freiheit haben sie ausführlich Gebrauch gemacht. Irgendwann wurde es den Kassen und der Politik zu bunt.

Aus Australien haben sie sich dann das DRG-Prinzip abgeschaut. In unterschiedlichen Zeitabständen wird nun in unübersichtlichen Verfahren neu verhandelt, wie viel Geld es für welche Diagnose gibt. Zuständig für diesen Prozess ist übrigens das sogenannte INEK, ein Zusammenschluss der Krankenkassen und der Krankenhäuser. Abhängig davon, welche Interessengruppe es jeweils schafft, sich im INEK durchzusetzen, sinken oder steigen die Pauschalen für einzelne DRGs. Alle Beteiligten werden dabei von der Politik und sämtlichen Lobbyverbänden (Ärzte, Pharmaunternehmen) nach Kräften bearbeitet. Als ob das alles nicht genug Raum zum Kungeln gäbe, können einzelne Kliniken mit einzelnen Krankenkassen noch individuelle Verträge beispielsweise über die Versorgung von Patienten mit Knieprothesen abschließen. Ebenso übrigens auch die Krankenkassen mit einzelnen Pharmafirmen zum Beispiel über Rabatte für Blutdruckpillen. Weitere Details zu all diesen Verfahren erspare ich Ihnen. Sie wären nicht nur enorm lang, sondern auch ernüchternd.

Im Ergebnis jedenfalls ist es Essig mit all den DRG-

Idealen. Auch heute ist die genaue Höhe der Bezahlung für einen einzelnen Patienten an ein einzelnes Krankenhaus kein Stück logischer oder gerechter als vorher. Sie ist lediglich geringer. Denn das DRG-System nimmt Kliniken und Ärzten alle sinnvollen Möglichkeiten, einen für den individuellen Patienten angemessenen Betrag zu fordern. Stattdessen wird an jeder Klinik ein erheblicher Teil der Arbeitszeit derer, die sich um Patienten kümmern sollen, auf die DRG-Optimierung verwandt. Das frustriert Ärzte wie Patienten gleichermaßen. Es klingt wie eine schlechte Kafka-Bearbeitung, aber konkret sieht es wirklich so aus: In den Krankenhäusern der Nation hat sich seit Einführung der DRG eine ganze Reihe neuer Verwaltungsberufe festgesetzt, u. a. sogenannte Codierassistenten, DRG-Beauftragte und Controller. Sie sind die Hohepriester des Systems und stellen im Auftrag der Geschäftsführung sicher, dass der bereits erwähnte Grouper stets »richtig« gefüttert wird. »Richtig« bedeutet, in einer Weise, dass die höchste Pauschale für die Klinik dabei herauskommt. Zugleich – und hier wird es schmutzig – versuchen diese Damen und Herren teilweise aktiv Ärzte dahingehend zu beeinflussen, dass sie bei den Patienten besonders grouperfreundliche Diagnosen stellen. Wie schon erwähnt, macht die Ärzteschaft dies den Verwaltern aus verschiedenen Gründen aber auch sehr leicht (→ 43: *Warum wehren Ärzte sich nicht gegen die Zustände im Krankenhausbetrieb?*). Neben der Erhebung der »richtigen« Diagnosen ist die wichtigste Aufgabe der Ärzte im DRG-System jedenfalls die »Optimierung« der Aufenthaltsdauer. Vor allem dürfen die Patienten die

»obere Grenzverweildauer« nicht überschreiten. Danach zahlt nämlich keine Kasse mehr für den Patienten, egal wie krank er ist. Ebenso haben die Ärzte aber auch darauf zu achten, dass der Patient nicht zu früh wieder in die Klinik kommt. Muss ein Patient zum Beispiel nur zwei Tage nach der ersten Entlassung wieder aufgenommen werden, gilt das nach DRG-Logik als *ein* Aufenthalt. Es gibt also kein zusätzliches Geld. Das klassische Beispiel ist ein operierter Patient, dessen Wundheilung aus irgendeinem Grund länger dauert, als das im Durchschnitt vorgesehen ist. Hat er seine »Verweildauer« ausgeschöpft, zahlt das Krankenhaus drauf. In Einzelfällen können die behandelnden Ärzte also geneigt sein, ihn »blutig zu entlassen«. Solche Entlassungen, wohlgemerkt, dürften trotz des Wirbels, den der Begriff in der letzten Zeit in der Presse gemacht hat, die Ausnahme sein. Kommt so ein Patient zwei Tage später aufgrund fortbestehender Wundprobleme wieder in die Notaufnahme, hilft auch das dem Krankenhaus nicht. Nimmt es ihn auf, gilt er nach DRG-Logik als »nie entlassen«. Auch dann zahlt das Krankenhaus drauf. Es könnte daher geneigt sein, den Patienten an ein anderes Krankenhaus zu verweisen. Ein anderes Haus nämlich würde eine Pauschale erhalten. Dieser letzte Fall gälte in Ärztekreisen aber als hochnotpeinlich. Es würde in anderen Kliniken Kopfschütteln verursachen, wenn ein Patient von einer solchen Abweisung berichtete. Häufiger finden solche verdeckten Sparmaßnahmen während eines Stationsaufenthaltes statt. Beispielsweise wenn eine alte Dame wegen Herzproblemen im Krankenhaus liegt. Bei der Gelegenheit mag erstmals ein seit kurzem schmerzendes Knie auffallen. Der Internist wird in dem Fall eventuell einen Orthopäden beratend hinzuziehen. Die Kosten für dessen Einsatz werden dann innerhalb des Krankenhauses zwischen den Abteilungen verrechnet. Die Internisten bekommen von der Kasse die Fallpauschale für die Behandlung der Dame. Die Orthopädische Abteilung stellt die Kosten für die Beratungsleistung des Orthopäden in Rechnung. Die sind nicht allzu hoch. Wenn die alte Dame auf Empfehlung des Orthopäden aber noch eine Magnetresonanztomographie ihres Knies erhalten soll, sieht es schon anders aus. Die Kosten für dieses MRT – einige hundert Euro – zahlt nämlich ebenfalls die Innere Medizin, diesmal an die Radiologie. Selbst bekommt sie trotzdem nur die Pauschale für die »Herzschwäche« von der Kasse. Der Orthopäde darf gelassen grinsen. Er kann empfehlen, was er möchte, seiner Abteilung sind die Kosten egal. Die Innere Medizin muss sich nun entscheiden: Machen wir das MRT noch während dieses Aufenthaltes, oder muss die alte Dame nach Entlassung einen Termin für ein ambulantes MRT selbst machen? Das kann Wochen dauern. Der Internist mag ein noch so sorgender Arzt sein. Verordnet er das MRT, wird er seinem Chefarzt gegenüber rechtfertigen müssen, wieso das denn unbedingt nötig war. Sie erkennen vielleicht, dass die Empfehlung kostspieliger Untersuchungen im Rahmen der Konsiliartätigkeit ein scharfes Schwert im Umgang mit ärztlichen Kollegen sein kann.

Warum also wird dieses DRG-Spiel trotzdem weiter gespielt? Weil DRG mittlerweile eine Ideologie ist, an der einige Fanatiker festhalten. Besonders auf Seiten der Kassen regiert die grundsätzliche Furcht, dass jeder Schritt in eine andere Richtung gleichzeitig ein Schritt in Richtung höherer Kosten wäre. Hinzu kommt, dass auch eventuell vorhandene Pragmatiker der Politik heute nur schwer einräumen können, dass die Einführung der Fallpauschalen absehbarer Unsinn war. Zudem haben sich die erwähnten DRG-Berufsgruppen mittlerweile in den Klinikverwaltungen etabliert – und sie werden sich kaum selbst abschaffen wollen. Eine ganze Bürokratenkaste hat es sich in dem verkorksten System bequem gemacht. Fernziel aller DRG-Gläubigen ist immer noch die sinnvolle(!) Zusammenfassung aller nur möglichen Behandlungsabläufe in einer endlichen Anzahl pauschaler Diagnosegruppen. Darauf wäre nicht mal Kafka gekommen. In der eines Tages real existierenden DRG-Welt jedenfalls sollen alle Krankenhäuser und deren Kosten miteinander vergleichbar und dadurch transparenter werden. Tatsächlich wäre eine solche Vergleichbarkeit auch für die Medizin ein Segen. Sie könnte einen enormen Qualitätsgewinn bedeuten, denn Krankheitsverläufe und ihre Behandlungen wären mit den gewonnenen Daten wohl erstmals miteinander vergleichbar. Aus diesem Grund waren anfangs auch viele Ärzte von dem DRG-Gedanken angetan. Mittlerweile sind es nur noch sehr wenige. Die Realität hat allen anderen inzwischen bewiesen, dass der absurde Verwaltungsaufwand, der mit der Gruppenbildung und Verwaltung entsteht, stets größer ist als sein Nutzen.

12 Mein Arzt kooperiert mit der Industrie. Ist das verdächtig?

Erst mal nicht. Die Kooperation von Ärzten mit der Pharma- oder Medizinprodukteindustrie ist im bestehenden Gesundheitssystem eher eine Notwendigkeit. Die unstrittig notwendige Weiterentwicklung von Medikamenten ist nämlich abhängig von der (gewinnorientierten) Initiative der Pharmaunternehmen. Für den Arzt ist die Kooperation aber immer ein Seiltanz. Er muss tatsächlich aufpassen, nicht unbeabsichtigt näher an den Konzern heranzurücken, als es seinen Patienten guttut.

Die Industrie verkauft Medikamente und Medizingeräte. Die Krankenkassen bezahlen dafür. Welche Präparate und Geräte dabei in der Behandlung eingesetzt werden, entscheiden im Wesentlichen die Ärzte. Das trifft auf Medikamente ebenso zu wie auf Gelenkprothesen, Herzschrittmacher oder chirurgische Fäden. Jeder Unternehmer möchte also möglichst viele Ärzte überzeugen, speziell sein Produkt zu verwenden. Werbung ist erlaubt, Bestechung verboten. Dazwischen liegt der große Graubereich der erlaubten Einflussnahme.

Direkte Zahlungen einer Pharmafirma an einen Arzt können in Deutschland legal kaum noch stattfinden. Solche Zahlungen würden gegen die Selbstverpflichtung der Pharmaindustrie und verschiedene Gesetze verstoßen, und das steht vor allem in den USA unter hoher Strafe.

Die Strafen in den USA sind für die meisten Pharma-firmen relevanter als die in der EU. Der amerikanische Markt ist häufig wichtiger und die dortigen Strafbeträge sind teilweise drakonisch. Der Schaden für eine ertappte Firma wäre möglicherweise vernichtend. Die Angst hier-vor überzeugt die meisten Firmen, sich beim Marketing auf die verbleibenden legalen Mittel zu konzentrieren. Besonders beliebt ist das Instrument der »Studie« bzw. der »Kooperation« mit einer Einrichtung bei der Durch-führung einer wissenschaftlichen Untersuchung.

Legales Geld fließt im Zusammenhang mit solchen Kooperationen fast ausschließlich auf sogenannte Dritt-mittelkonten von Kliniken, Universitäten oder sonstigen Forschungseinrichtungen. Es ist gesetzlich festgelegt, dass die Höhe der Zahlungen lediglich den Aufwand der Insti-tution bei der Teilnahme an der Studie decken darf, zu-züglich eines *marktüblichen* Overhead (auf Deutsch: die Gewinnspanne des Krankenhauses). Dieser Overhead be-trägt um die 8–12 Prozent. Mit diesem Geld erwirbt das Krankenhaus beispielsweise Computer oder schafft be-fristete Arbeitsplätze, die nicht direkt mit dem Studien-zweck zu tun haben. Weder der Chefarzt noch der Ge-schäftsführer aber kaufen sich davon einen Porsche. Wenn doch, sind sie über kurz oder lang wenigstens ihren Job los – oder sie landen im Gefängnis.

Neben der Förderung von Institutionen gibt es nach wie vor ein paar legale Wege, Gefälligkeiten an einzelne Personen zu verteilen. Der wichtigste ist (noch immer) die Finanzierung der Teilnahme an wichtigen Kongressen. Auch internationale Fachgesellschaften bevorzugen nämlich angenehme Tagungsorte. Wenn beispielsweise die Internationale Neurologische Gesellschaft auf Hawaii tagt, ist es der Industrie erlaubt, dem Neurologen Dr. Meier die Reise dorthin samt Unterkunft zu bezahlen. Anlass, hier Exzesse zu vermuten, besteht trotzdem nicht. Die Vorschriften verlangen, dass Hin- und Rückreise des Dr. Meier sehr eng mit den Tagungszeiten zusammenfallen. Eine Verlängerung des Aufenthalts bekommt er also nur auf eigene Kosten. Kosten für eine Reisebegleitung durch die Familie oder sonst wen muss er komplett alleine tragen. Vor Ort sind allenfalls noch ein paar nette Abendessen drin. Das Ganze bleibt unzweifelhaft eine angenehme Sache für Dr. Meier. Ob der Neurologe sich aber mit der Bezahlung einer Arbeitsreise tatsächlich »kaufen« lässt, darf bezweifelt werden.

13 Wie viel verdient ein Krankenhausarzt eigentlich?

Das kommt darauf an. Es gibt circa 150 000 Krankenhausärzte in Deutschland. Davon sind 90 Prozent »normale« Angestellte. Die haben am Krankenhaus die Bezeichnungen »Assistenzarzt« oder »Oberarzt«. Die verbleibenden rund 15 000 bilden den Club der »leitenden Ärzte« (Chefärzte, stellvertretende Chefärzte und leitende Oberärzte).

Auch wenn man sich nur die Gehälter der normalsterblichen Krankenhausärzte ansieht: Ihre Bezüge unterscheiden sich stark nach Berufserfahrung und Dienstposition des Arztes, seinem medizinischen Fachgebiet, der Region und Art der Klinik. Die Wirtschaftsprüfungsgesellschaft KPMG hat 2011 im Auftrag der Deutschen Krankenhausgesellschaft diese »Normalgehälter« in einigen europäischen Ländern verglichen, darunter auch Deutschland. Das ergibt nur ein grobes Bild, aber es reicht für einen Überblick. Vereinfacht lässt sich sagen, Ärzte haben durchschnittlich folgendes Monatseinkommen:

Mittleres Nettoeinkommen in Euro pro Monat (und pro Jahr)		
bei Berufseinstieg (immer Assistenzarzt)	2631,–	(31 567,–)
bei 3–5 Jahren Berufserfahrung (immer Assistenzarzt)	3008,–	(36 091,–)
bei 5–8 Jahren Berufserfahrung (entweder Assistenz- oder Oberarzt)	4174,–	(50 083,–)
bei 8–12 Jahren Berufserfahrung (immer Oberarzt)	5561,–	(66 727,–)

Auf den ersten Blick nette Gehälter. Als Berufseinsteiger kann man von 2600 Euro gut leben, auch mit Familie. Und knapp 4200 Euro nach fünf Jahren Berufserfahrung können sich wirklich mehr als sehen lassen. Deswegen fällt auch kaum ein Krankenhausarzt mit der Behauptung auf, er verdiene objektiv zu wenig Geld.

Die bloße Nennung der absoluten Gehälter aber trifft nicht die Lebenswirklichkeit. Nicht ohne Grund wird in Lohndiskussionen stets um die Bezahlung pro Stunde gestritten. Die Gesamtlänge der Arbeitszeit und der gezahlte Lohn pro Stunde nämlich prägen das Leben des Arbeitnehmers, egal ob Ärztin oder Krankenschwester. Ganz allgemein kann außerdem gesagt werden, dass Krankenhausärzte keine Möglichkeit haben, ihre Arbeitszeit vertraglich zu reduzieren. Teilzeitstellen sind (insbesondere in den ersten fünf bis sechs Berufsjahren) kaum verfügbar. Gearbeitet wird stets mindestens Vollzeit und unbezahlte Überstunden sind faktisch selbstverständlich. Die oben angegebenen Zahlen müssen also auf die geleistete

Arbeitszeit umgerechnet werden. Eine Studie, in der das getan wird, existiert leider nicht.

Machen Sie doch mal einen Selbstversuch: Nach einem zehnstündigen Arbeitstag (ohne Mittagspause) hängen Sie noch eine Nacht nachgestellten »Bereitschaftsdienst« dran. Das heißt, Sie schreiben nach Feierabend noch zwei bis drei Stunden Berichte im Büro. Gegen 22 Uhr legen Sie sich neben dem Schreibtisch ins Feldbett (mindestens fünf Jahre täglich gebraucht!). Vorher beauftragen Sie Ihren Lieblingskollegen, Sie mindestens dreimal in der Nacht aus dem Bett zu klingeln (beispielsweise um 23.45 Uhr, 2.20 Uhr und 4.05 Uhr) und in irgendein Büro auf einer anderen Etage zu scheuchen. Sie haben jeweils maximal fünf Minuten, sich anzuziehen und den Raum zu erreichen. Dort sind jeweils ein paar kombinierte Geschicklichkeits- und Denksportaufgaben vorbereitet, die Sie bei tickender Stoppuhr lösen. Der Kollege am Telefon übernimmt derweil den Part von Patienten und Krankenpflege: Abwechselnd stößt er Schmerzensflüche aus oder gibt Kommentare zur Qualität Ihrer Arbeitsleistung ab. Zwischen den Anrufen dürfen Sie natürlich schlafen.

Um die Entlohnung dafür zu bemessen, kann man eine weitere Studie heranziehen, die belastbare Zahlen zur Arbeitszeit deutscher Krankenhausärzte liefert. Diese stammt von 2007 und wurde im *Deutschen Ärzteblatt* veröffentlicht. Die Statistiker unter Ihnen werden jetzt empört aufschreien. Eine solche Umrechnung ist methodisch nicht zulässig! Das stimmt. Für die Umrechnung mussten einige Annahmen gemacht werden, deren Plausibilität nicht wissenschaftlich belegt sind. Nichtsdestoweniger: Alle Annahmen entsprechen der Berufswirklichkeit und liefern ein realistisches Bild der effektiven Stundenlöhne deutscher Krankenhausärzte:

Stundeneinkommen	
bei Berufseinstieg (immer Assistenzarzt)	8,6 Euro
bei 3–5 Jahren Berufserfahrung (immer Assistenzarzt)	9,7 Euro
bei 5–8 Jahren Berufserfahrung (entweder Assistenz- oder Oberarzt)	13,5 Euro
bei 8–12 Jahren Berufserfahrung (immer Oberarzt)	18,- Euro

Nicht mehr so prall, oder? Keine Frage, Grund, über sein Gehalt zu weinen, hat der Krankenhausarzt trotzdem nicht. Inwiefern man es jedoch als angemessen bezeichnet, ist eine Frage des persönlichen Standpunkts. Wenn wir alle Ideologie aber beiseitelassen, dürfte niemand ernsthaft behaupten, diese Stundenlöhne würden ihre Empfängerinnen reich machen.

(Maßgeblich für diese Berechnung ist übrigens die Frage, zu wie viel Prozent die sogenannte Bereitschaftszeit in der Arbeitsstundenberechnung als Arbeitszeit gewertet wird. Hier wurde eine durchschnittliche tägliche Arbeitszeit je Arzt von 9,7 Stunden bei durchschnittlich 20 Arbeitstagen und 4,7 Bereitschaftsdiensten pro Monat zu Grunde gelegt. Macht 309 Arbeitsstunden im Monat. Hierbei werden die Bereitschaftsstunden als volle

Arbeitsleistung berechnet. In der Praxis ist die Bereitschaftszeit für die Ärztin, die sie leistet, letztlich ebenso belastend wie die übrige Arbeitszeit. Daher wird sie hier mit 100 Prozent gewertet. Krankenhausverwaltungen bewerten »Bereitschaften« jedoch meist nur mit etwa 60 Prozent der Leistung »regulärer« Arbeitszeit.

Wie verhält es sich aber mit der Entlohnung der Chefärzte? Diese oberen zehn Prozent handeln ihre Bezüge individuell mit den Krankenhäusern aus. Der Verhandlungsspielraum richtet sich nach dem erwarteten Umsatz der Abteilung der zukünftigen Chefs. Abteilungen mit Operationen oder interventionellen Therapien (beispielsweise Herzkatheter oder Magen-/Darmspiegelungen) bringen grundsätzlich mehr als »Gesprächsmedizin« wie in der Psychiatrie. Ein Chefarzt verdient unabhängig davon aber meist über 100 000 Euro pro Jahr, und häufig zwischen 150 000 bis knapp 200 000 brutto. Nach oben ist dieser Betrag zwar offen, Einkommensmillionäre sind aber auch unter den Chefärzten die absolute Ausnahme.

14 Woran erkenne ich einen guten Arzt?

Daran, dass Sie ihm vertrauen und ihn verstehen. Was er sagt und wie er es sagt, muss plausibel, klar und konkret sein. Ob es medizinisch korrekt ist, wird aus Ihrer Position nicht zu beurteilen sein. Auch ob Ihr Chirurg handwerklich begabt ist, werden Sie kaum verlässlich beurteilen können. Sie sollten sich nicht daran abarbeiten, Ihre Selbstdiagnosen und die Ausführungen Ihres Arztes zu googeln (→ 2: *Soll ich meine Diagnose googeln?*). Die zwölf Jahre Studium und ärztliche Weiterbildung sind nicht der Tradition geschuldet, sondern sie dienen vor allem dem Erwerb von Wissen und – hoffentlich – von Erfahrung. Die Qualität eines Arztes bemisst sich entsprechend nicht in erster Linie nach einem möglichst umfangreichen Detailwissen, sondern nach seiner Fähigkeit, dieses Wissen auf die konkrete Situation eines Menschen anzuwenden. Dazu gehört auch, seinem Patienten eine verwirrende Detailfülle so zu vermitteln, dass er oder sie darin nicht untergeht.

Dies bedeutet jedoch keinesfalls, dass Sie nicht ausführlich Fragen stellen sollen. Denn mindestens ebenso wichtig wie der erste Punkt ist, wie Ihr Arzt auf Ihre Fragen reagiert. Ein Krankenhausarzt ist meist gezwungen, sich kurz zu fassen. Trotzdem muss er die nötige Geduld aufbringen, Ihren Fragen zuzuhören und sie ausreichend zu beantworten. Sonst kann passieren, was im Krankenhausalltag tatsächlich gelegentlich vorkommt: Ihr Arzt hetzt durch ein Gespräch über eine Chemotherapie, die über Ihr restliches Leben wesentlich mitentscheidet. Die Stellenbesetzung mancher Krankenhäuser ist dank Sparvorgaben der Klinikverwaltungen tatsächlich so ausgelegt, dass dem Arzt und Ihnen hierfür ganze fünf Minuten zur Verfügung stehen – deutlich weniger Zeit, als ein Handyverkäufer hat, wenn er Ihnen einen neuen Mobilfunktarif schmackhaft machen möchte.

Es ist legitim, wenn ein Arzt Ihnen in einem kurzen Beratungsgespräch einen Folgetermin anbietet, weil in dem Moment schlicht nicht genug Zeit ist. Das hat übrigens den Vorteil, dass Sie mit Abstand und gut vorbereitet in diese zweite Fragerunde starten können. Auch bei einem zweiten Gespräch gilt aber: Im Krankenhaus ist die Dienstzeit des Arztes nicht darauf ausgelegt, Patientengespräche zu führen. Leider. Diese Gespräche finden häufig und vom Patienten unbemerkt in der persönlichen Freizeit des Arztes statt. Seien Sie also nachsichtig, wenn wenig Zeit dafür bleibt. Als sehr hilfreich erweist es sich in der Praxis, vor einer Visite oder einer Operationsplanung ein paar Stichpunkte zu notieren. Was sind Ihre wichtigsten Fragen? Was Ihre größten Sorgen? Es mag ein wenig umständlich erscheinen, hat sich aber sehr bewährt.

15 Vor welchem Typ Arzt muss ich mich in Acht nehmen?

Das ist eine schwierige Frage, und sie lässt sich nur teilweise beantworten. Es gibt aber ein paar Regeln. Goldene Grundregel: Eine Behandlung kann aus Sicht eines Patienten nur dann gut sein, wenn er von vornherein ausreichendes Vertrauen zu seinem Behandler hat. Ob ein Arzt oder eine Ärztin gut ist, ist immer relativ und abhängig von der Wahrnehmung des jeweiligen Patienten. Wenn Ihnen Ihr Bauchgefühl in den ersten wenigen Minuten sagt: »Zu der hab ich keinen Draht – und die nicht zu mir«, dann wechseln Sie auf jeden Fall! Sympathie ist dabei nicht das Entscheidende. Wenn Sie das Gefühl haben, dass Ihnen ein kompetenter Arzt gegenübersteht, dessen Ausführungen Ihnen plausibel erscheinen und mit dem Sie vertrauensvoll sprechen können, dann muss er Ihnen nicht sympathisch sein. Verurteilen Sie Ihren Dermatologen also nicht allein seiner weißen Prada-Slipper wegen. Er kann halt nicht anders. So wie es überhaupt oft Äußerlichkeiten sind, die bei Ärzten schnell zu Fehlannahmen führen. Ein paar klassische Irrtümer:

Die ist doch noch so jung. Die kann nicht gut sein.
Richtig ist: Junge Ärzte haben zwangsläufig
weniger Berufserfahrung als ältere. Das bedeutet
aber nicht viel. Sie sind oftmals gründlicher in der

Arbeit (auch weil unsicherer) und engagieren sich häufig persönlich stärker. Scheuen Sie einen jungen Arzt nicht seines Alters wegen.

Herr Prof. Dr. ist schließlich eine Autorität.
Fachliche Fähigkeiten und medizinische Erfahrung können Sie weder dem Arzt noch seiner Visitenkarte ansehen. Akademische Titel, Presseberichte oder das Alter bedeuten wenig. Medial umjubelte Koryphäen sind in Fachkreisen oft zu Recht als inkompetent verschrien. Wenn die *Bild*-Zeitung beispielsweise von »DEM deutschen Orthopädie-Professor« schreibt, sollte man einen großen Bogen um ihn machen. Dieser Herr hat seine Berufstätigkeit in erster Linie darauf konzentriert, Politik zu betreiben. Er hat sich im Zweifelsfall über lange Jahre darauf spezialisiert, sich in der Standeshierarchie hochzubücken. Diese Kompetenz lässt jedoch keinen positiven Rückschluss auf seine fachliche Qualität zu. Beide Eigenschaften verhalten sich mit großer Wahrscheinlichkeit sogar antiproportional zueinander. Das standespolitische Bücken ist nämlich ein Fulltime-Job. Für die profane Behandlung von Patienten bleibt da kaum Zeit. Ausnahmen bestätigen auch hier die Regel. Grundsätzlich jedoch gilt: Wer sich als Arzt über die klinische Tätigkeit hinaus hervortun möchte, kann zwischen zwei Schienen wählen, der wissenschaftlichen und der berufspolitischen. Wer

aber in der medizinischen Wissenschaft oder Berufspolitik erfolgreich sein möchte, braucht notwendigerweise *immer* auch die Aura klinischer Exzellenz. Denn bei Zusammenkünften des ärztlichen Establishments und immer dann, wenn Mikrophone in der Nähe sind, gilt es zu betonen, dass man »stets und vor allem als Arzt dem Patienten verpflichtet« sei. Niemals darf so etwas Banales wie das eigene Ego das berufliche Interesse dominieren. Das Sozialprestige hängt nun mal am Arztkittel. Solange die Öffentlichkeit den Eindruck hat, man würde den regelmäßig tragen, kann man den Standesbonus für sich in Anspruch nehmen. Dann fragt auch keiner danach, ob beispielsweise der Vorsitzende einer Ärztekammer in den letzten zehn Jahren in »seiner Klinik« tatsächlich in der Nähe eines Patienten gesehen wurde – oder ob er überhaupt *je* in einem patientennahen Fach gearbeitet hat.

16 Pillen: Soll ich das wirklich alles schlucken?

Erst mal ja, aber nicht auf Dauer. Bei Ihrer Entlassung ist es dann an der Zeit, die Liste der Medikamente, die man Ihnen im Krankenhaus neu verordnet hat, kritisch zu überprüfen. Am besten mit Hilfe Ihres Hausarztes. Solange Sie im Krankenhaus sind, dürfen Sie aber relativ unbekümmert sein. Die Wahrscheinlichkeit, dass Sie dort durch neue Verschreibungen Schaden nehmen, ist vergleichsweise gering. Immer vorausgesetzt, dass Sie die Ärzte auf Allergien hinweisen, von denen Sie bereits wissen. Auf überraschende Unverträglichkeiten und Nebenwirkungen kann das Krankenhaus gut reagieren. So gesehen ist es der beste Ort, um eine neue Pille auszuprobieren. Falls Ihnen jetzt eine Geschichte von einer verwechselten Infusion durch den Kopf geht, von der Sie neulich gelesen haben und bei der ein Patient starb: So ein Fall ist höchst selten. Viel wahrscheinlicher ist, dass Sie bei einem Autounfall tödlich verletzt werden. Täglich verabreichen Pfleger, Ärztinnen und Krankenschwestern vielen Tausenden Patienten abertausende Medikamente. Dabei passieren manchmal Fehler. Fast nie sind diese Fehler schwerwiegend. Weil dramatische Konsequenzen so selten sind, landen sie überhaupt erst dann in den Medien.

Tatsächlich ist es wahrscheinlicher, dass Sie *aufgrund* unerwünschter Medikamentenwirkung ins Krankenhaus eingewiesen werden, als dass Sie im Krankenhaus eine nennenswerte Unverträglichkeit erleiden. Vier bis sieben Prozent der Krankenhauseinweisungen in den USA sollen auf Nebenwirkungen von Medikamenten zurückzuführen sein. Nachfragen ist im Zweifelsfall trotzdem richtig. Die Menge zusätzlicher Medikamente, die man im Krankenhaus einnehmen soll oder verabreicht bekommt, kann beängstigend sein. Beispielsweise erhält man frühzeitig Spritzen gegen Blutgerinnsel in den Beinen (die sogenannte Thromboseprophylaxe). Diese werden schon verabreicht, wenn absehbar ist, dass eine Patientin voraussichtlich 24 Stunden im Bett liegen wird. Hinzu kommen schnell weitere Medikamente, zum Beispiel gegen hohen Blutdruck. Lassen Sie sich in jedem Einzelfall erklären, wofür ein bestimmtes Medikament gut sein soll. Auch wenn Arzt oder Schwester vielleicht genervt reagieren, wenn ein Medikament Sie nicht überzeugt, sagen Sie das ganz unbefangen. Der freundliche Hinweis: »Ich möchte das bitte lieber nicht« ist für Ihre Behandler ein Befehl. Sie werden Sie im besten Falle nochmal ausführlich über die Konsequenzen Ihres Wunsches aufklären, aber keinen Druck ausüben. Wenn es unüberschaubar wird, machen Sie sich Notizen. Zu jedem Medikamentennamen ein Stichwort über die beabsichtigte Wirkung. Ganz wichtig: Bringen Sie ins Krankenhaus unbedingt die komplette Liste Ihrer Hausmedikation mit. Um Falsch- oder Doppelverschreibungen zu vermeiden, ist das unverzichtbar. Trotzdem ist eine Standardszene beim Aufeinandertreffen von Arzt und Patient im Krankenaus leider folgende:

Arzt: »Haben Sie irgendwelche Krankheiten, von denen Sie wissen?«

Patient: »Hm ...« (überlegt) – »Nö, eigentlich nicht.«

»Eigentlich, aha. Also müssen Sie nicht regelmäßig Medikamente einnehmen?«

»Nein!« (Pause) »Naja ... nur ein paar.«

»Alles klar. Welche denn?«

»Ach Herr Doktor ... weiß ich doch nicht. Darum kümmert sich immer meine Frau. Zwei blaue und zwei gelbe Pillen. Ungefähr so groß« (er deutet mit Daumen und Zeigefinger einen halben Zentimeter an). »Davon morgens eine und abends eine.«

»Verstehe, und warum nehmen Sie die?«

»Na, meine Hausärztin hat die verschrieben.«

»Weshalb sie die verschrieben hat, wissen Sie nicht?«

»Gegen Blutdruck, glaube ich. Und halt nach meinem Herzinfarkt«.

»Herzinfarkt?«

»Letztes Jahr. Oder vorletztes ... und gegen Zucker!«

»Diabetes haben Sie auch?«

Dieser Klassiker zieht sich durchschnittlich über drei bis fünf Minuten. Medizinische Berufsanfänger und Freunde des absurden Theaters erheitert er zuverlässig. Mit den Wiederholungen nimmt das Vergnügen allerdings ab. Vor allem, wenn man erlebt hat, welche dramatischen Folgen solche Ahnungslosigkeit haben kann. Tipp: Besonders an Ihren schweren allergischen Reaktionen auf häufig verordnete Arzneimittel ist Ihr Arzt stets interessiert. Idealerweise teilen Sie solche Informationen mit ihm, bevor jemand versucht, Ihnen genau diese Medikamente zu verabreichen.

Auf keinen Fall sollten Sie Medikamente heimlich weglassen oder zusätzlich einnehmen. Informieren Sie Ihre Ärztin, egal wie unerfreut sie darüber ist, dass Sie ein von ihr verordnetes Medikament nicht einnehmen. Denn noch viel weniger freut es sie, davon nicht zu wissen und Sie dadurch eventuell einer viel größeren Gefahr auszusetzen. Noch ein Tipp: Wenn Sie sich nicht trauen, es dem Arzt zu gestehen, wenden Sie sich an eine Schwester. Berichten Sie ihr notfalls von schlimmer Übelkeit, die Sie von dem Medikament in der Vergangenheit immer bekommen haben. Selbst wenn man Ihnen nicht glaubt, man wird es Ihnen nachsehen. Ein verstimmter Magen (vulgo: Erbrechen) ist zugleich die häufigste nennenswerte Nebenwirkung.

Das Wichtigste in Sachen Medikamente kommt nach der Entlassung. Mit ein oder zwei Wochen Abstand sollten Sie Ihren Hausarzt besuchen. Wieder mit kompletter Medikamentenliste und natürlich mit dem Entlassungsbrief. Der Hausarzt wird die Liste kritisch prüfen und alles Verzichtbare wieder streichen. Oft kann man nach einer Krankenhausbehandlung neue oder sogar alte Medikamente nach einem ärztlich kontrollierten Auslassversuch ganz weglassen. Schlecht beraten sind Sie, wenn Sie das in Eigenregie versuchen. Wer sich selbst behandelt, hat einen schlechten Arzt.

17 Krankenbesuche

Krankenbesuche können fürchterlich sein. Die Trostlosigkeit der Klinik, die Suche nach einem aufheiternden Gesprächsthema, der Geruch nach Desinfektionsmittel. Womöglich die Angst um den Patienten. Niemand sieht einen Menschen, der ihm nahesteht, gern leiden. Als Besucher steht man dem meist hilflos gegenüber. Ein paar Durchhalteparolen und Genesungswünsche sind alles, was man anzubieten hat. Das erzeugt Schuldgefühle, umso mehr, wenn man sich selbst bester Gesundheit erfreut. Liegt im Nebenbett noch ein obszöner Opa, ist es doppelt schlimm. Und wenn alles durchgestanden ist, wird einem schnell klar: Nach dem Besuch ist vor dem Besuch.

Auch der Kranke leidet bisweilen unter der gut gemeinten Tat seines Besuchers. Mit nichts als seinem Nachthemd oder Pyjama bekleidet, mehr oder weniger ans Bett gefesselt, mit Schläuchen, die unter der Bettdecke hervorragen und durch die ominöse Flüssigkeiten laufen, und mit ungesunder Gesichtsfarbe unter zerzausten Haaren präsentiert man sich nicht gern. Lieben Menschen noch weniger als Fremden.

Hinzu tritt die (berechtigte) Furcht, dem Besucher kein kurzweiliger Gastgeber zu sein und ihn ungewollt zu nötigen, wertvolle Lebenszeit an einen Ort der Trostlosigkeit zu verschwenden. Und doch möchte man auf gar keinen Fall darauf verzichten, denn tage- oder gar wochenlang in einem Krankenhausbett zu liegen, macht verdammt einsam.

Krankenbesuche müssen darum nicht lang sein. Es ist im Gegenteil manchmal für alle Beteiligten besser, sie kurz zu halten. Hier ein paar Tipps für einen erfolgreichen Besuch:

- Kommen Sie lieber öfter spontan kurz vorbei, als dass Sie sich für Stunden schweigend ans Bett hocken und peinlich berührt nach Gesprächsthemen jenseits der Krankheit suchen. Ein Krankenbesuch muss den Kranken nicht unterhalten. Er soll ihn mit seinem vertrauten Leben verbinden. Der Besuchte soll kurz abgelenkt werden, um seine Gedanken auf die Zeit nach dem Aufenthalt zu richten. Schämen Sie sich nicht, von vornherein zu sagen, dass Sie nur zehn Minuten haben, aber übermorgen nochmal vorbeischauen. Das ist besser, als eine Stunde abzusitzen und dann nie wieder zu erscheinen.

- Bevor Sie mit Ärzten sprechen, machen Sie sich deren Lage klar. Jedes Gespräch mit Besuchern führt der Arzt in seiner Freizeit, denn sein Arbeitsvertrag gibt diese Zeit nicht her. Viele Ärzte empfinden Angehörigenbesuche deshalb als Heimsuchung. Angehörige kommen anscheinend besonders gern unangekündigt und zwischen 16 und 17 Uhr, in der zweiten Überstunde des Tages also. Während sich der Stationsarzt gerade durch das Briefgebirge im Arztzimmer fräst, ereilt ihn der vertraute Ruf der Schwester:

»Der Besuch in Zimmer 6 will den Arzt sprechen.
Die haben noch Fragen.«
»Welcher Besuch denn?«
»Von Bett 2. Die Leistenhernie«
»Und was für Fragen haben sie?«
»Hab ich die nicht gefragt. Sie müssen schon selbst
mit denen reden.«

Grundsätzlich hat man als Arzt großes Verständnis für
Besucher und lässt ihnen viel durchgehen – auch in der
zweiten Überstunde. Vorausgesetzt allerdings, der Besuch trägt zur Genesung des Patienten bei. Man drückt
beide Augen zu, wenn der Ehemann nochmal im Detail
alle Fragen stellt, die man der Patientin bereits ausführlich beantwortet hat. Die sitzt während eines solchen
Gesprächs oft genervt in ihrem Bett und murmelt: »Genau das hab' ich dir doch auch schon gesagt, Herbert.«
Die Patientin und den Arzt kostet das mindestens
zwanzig Minuten. Aber die spürbare Sorge des Ehe-
manns um das Wohl seiner Frau begrüßen letztlich
beide.
Anders liegt die Sache, wenn Frau Geheimrätin bei ihrem Spontanbesuch verlangt, den Arzt ihres Gatten zu
sprechen, und zwar sofort. Sie habe da noch einige Fragen, sei seit immerhin zehn Minuten im Haus, und ein
Arzt sei bisher nirgends zu sehen gewesen. Unglaublich
sei das. Das ärztliche Gespräch mit dieser Dame steht
nicht unter einem guten Stern. Wenn sie den falschen
Kollegen erwischt, wird er kommentarlos das Zimmer
verlassen und jedes Gespräch mit ihr ablehnen.

Also: Wollen Sie einen Arzt oder eine Ärztin sprechen, dann bitten Sie im Voraus um einen Gesprächstermin. Das erhöht ihre Erfolgschance beträchtlich. Bedenken Sie: Der Arzt ist für den Kranken da, nicht für Besucher. Er spricht mit Ihnen nur, weil er annimmt, dass es zum Wohl seines Patienten ist. Beispielsweise wenn Angehörige nach dem Entlassungstag fragen, um sich vorbereiten zu können. Aber auch, weil der Patient oft erst in Anwesenheit eines vertrauten Menschen ihm wichtige Fragen stellt, die auf der Visite untergangen sind. Der Arzt erteilt aber nicht in erster Linie Ihnen als Besucher irgendwelche Auskünfte. Vor allem nicht, um Ihr eigenes Interesse an der Lage des Patienten zu befriedigen. Darauf haben Sie weder rechtlich noch moralisch einen Anspruch.

■ Bringen Sie etwas mit. Ein Foto, ein Buch, eine Zeitschrift, einen Lieblingspudding. Irgendetwas Ablenkendes. Irgendwas Vertrautes. Es muss nur eine Kleinigkeit sein. Hauptsache, es ist irgendeine Erinnerung daran, dass die Welt da draußen lebenswert ist.

18 Ich klingle und klingle. Wo bleibt die Schwester?

Wahrscheinlich ist sie nebenan und hilft einem alten Mann mit Halbseitenlähmung von der Toilette. Wenn nicht, sitzt sie wahrscheinlich beim Ausfüllen irgendwelcher Formulare. Die Dokumentationspflichten von Krankenschwestern und Pflegern sind ja inzwischen hinlänglich bekannt. Erstaunlicherweise glauben trotzdem noch viele Patienten, die vornehmste Aufgabe einer Schwester sei das Servieren des Mittagessens. Dem ist aber nicht so. Vielmehr ist beispielsweise das Mittagessen eine echte Chance für Sie als Patient, sich beliebt zu machen. Bedienen Sie sich selbst. Wenn es Ihnen körperlich möglich ist, wird das sehr gern gesehen. Das gilt umso mehr für Ihren Besuch. Niemand wird Ihnen eine Rechnung hinterherschicken, wenn er sich eine Tasse Kaffee nimmt. Es überschreitet aber die Grenze des Anstandes, als Besucher den Pfleger herbeizuklingeln, um sich eine solche bringen zu lassen.

Ein ganz anderes Thema ist jede Form von Hilflosigkeit. Um Ihnen in einer solchen Situation zu helfen, haben Krankenschwestern und Pfleger ihren Beruf ergriffen. Sie müssen sich also weder schämen noch fürchten, jemandem zur Last zu fallen, wenn Sie um Hilfe bitten. Das gilt umso mehr für jede Art von Schmerzen oder Angst. *Niemand* muss im Krankenhaus Schmerzen ertragen. Gegen die gibt es Medikamente. Wenn Sie aber vor sich hin leiden und dem Arzt erst am nächsten Tag auf der Visite im Vertrauen zuflüstern, Sie hätten Schmerzen gehabt, dann sollten Sie das überdenken. Im Namen aller Mitarbeiter aller Kliniken in aller Welt: Bitte teilen Sie uns mit, wenn es Ihnen schlecht geht, wenn Sie Hilfe benötigen. Patienten, die das Pflegepersonal als ständig verfügbare Dienstboten betrachten und sich entsprechend benehmen, brauchen diese Ermutigung nicht. Sie richtet sich ausdrücklich an diejenigen, die nachts schlaflos und mit Schmerzen im Bett liegen, nur weil sie niemandem zur Last fallen wollen.

Trotz dieses Appells kann es zu Situationen kommen, in denen Sie als Patient das Gefühl haben, vergeblich um Hilfe zu rufen. Vielleicht haben Sie nachts Schmerzen, und die Schwester vertröstet Sie nur. Versuchen Sie die Nerven zu behalten. Wahrscheinlich hat die Kollegin oder der Kollege gerade mehr um die Ohren, als einem Menschen zuzumuten ist. Das sollte eigentlich nicht Ihr Problem sein, aber es hilft Ihnen, die Situation richtig einzuordnen. Was tun? Bitten Sie höflich, aber bestimmt, um ein dringendes Gespräch mit dem diensthabenden Arzt. Es gibt immer einen diensthabenden Arzt. In jeder Klinik. Lassen Sie sich nicht von diesem Anliegen abbringen. Die Uhrzeit ist unerheblich, auch wenn es gerade zwanzig nach vier am Morgen ist. Letztlich ist es immer der diensthabende Arzt, der für Ihre Gesundheit und Ihre Behandlung haftet. Der Nachtpfleger mag es gut mit dem Arzt meinen und ihn ungern stören wollen. Das ändert aber nichts: Kann Ihnen der Pfleger keine wirksamen Medikamente anbieten, weil sie nicht vom Arzt verordnet waren, dann ist es die Pflicht des Arztes, das eben jetzt nachzuholen. Eine Krankenschwester oder ein Pfleger sind verpflichtet, sich jede Medikamentengabe vom Arzt verordnen zu lassen, und dürfen dies nicht ohne Not selbst tun.

Sie können also sicher sein: Kein halbwegs anständiger Kollege, ob Arzt oder Pfleger, wird sich mit auch nur einem Wort darüber beschweren, wenn Sie ihn nachts wegen ernsthafter Beschwerden aus dem Bett klingeln. Dafür ist er da. Und wenn er selbst nicht weiter weiß, gibt es jemanden, den er anrufen kann. Manchmal hat er vielleicht Manschetten, diese Person hinzuzurufen. Möglicherweise hat er Angst, unselbständig zu wirken. Pfleger und Ärzte haben die gleichen Ängste im Beruf wie alle anderen Menschen, aber das soll Ihnen als Patient bitte herzlich egal sein. Seien Sie also hartnäckig, wenn man versucht, Sie trotz eines berechtigten Anliegens hinzuhalten. Notfalls dürfen Sie durchaus erwähnen, dass es ja immer noch die *112* gibt. Stellen Sie sich mal vor, wie die Kollegen im Boden versinken, wenn sie der Leitstelle des Rettungsdienstes erklären müssen, warum gerade einer ihrer Patienten aus der Klinik nach dem Notarzt ruft.

19 Wie denken die eigentlich über mich? Patiententypen

Hassen Ärzte ihre Patienten? Das hat vor Jahren mal die *Bild* geschrieben. So pauschal stimmt das natürlich nicht. Es gibt im Gegenteil Patienten, die ihren Ärzten Hochachtung abnötigen in ihrer Art, mit einer schweren Krankheit oder schwierigen Zimmergenossen umzugehen. Es gibt Patienten, die einem als Arzt sympathisch sind oder mit denen man sich Mitleid erlaubt. Wie alles im Leben ist auch das eine Frage der individuellen Chemie. Es gibt aber auch bestimmte Patiententypen, denen Krankenpfleger und Ärzte grundsätzlich mit einer gewissen Voreingenommenheit gegenüberstehen. Solche Patienten sind oft maßlos in ihrer Anspruchshaltung gegenüber den Ärzten, vor allem aber gegenüber den anderen Mitarbeitern einer Klinik: den Pflegern, Physiotherapeuten oder auch den Putzfrauen und -männern. Allen voran ist das der »Darauf-habe-ich-schließlich-einen-Anspruch«-Kassenpatient, leicht erkennbar an Ausrufen wie »Schwester, bringen Sie mir endlich mein Mittag. Das ist doch Ihre Aufgabe!« (Ausführliches zu diesen Zeitgenossen in → 34: *Zu viele und zu teure Untersuchungen tragen bekanntlich zum schleichenden Kollaps des Gesundheitssystems bei. Sind Patienten daran mitschuld?*) Darüber hinaus fallen bestimmte Berufs- und Personenkreise im Krankenhaus gerne negativ auf. (Die schlimmsten Patienten sind aber ohnehin Ärzte, Krankenschwestern und sonstige Gesundheitsprofis. Alle Kritik schließt also den Kritiker ein.)

Merkwürdigerweise scheint es nämlich tatsächlich der Beruf eines Patienten zu sein, der sein Verhalten im Krankenhaus am stärksten beeinflusst. Vielleicht ist es aber auch ganz naheliegend und betrifft andere Lebensbereiche ebenso. Im Klinikbetrieb jedenfalls haben sich manche Kollegen einen Sport daraus gemacht, nach dem ersten Anamnesegespräch den Beruf eines Patienten zu erraten. Am einfachsten ist es bei

- *Studienräten und Polizisten.* Der Himmel weiß warum, aber schon nach wenigen Berufsjahren erkennen Ärzte diese beiden Typen mit großer Treffsicherheit. Der Spekulation über die Gründe sei vorangestellt: Jeder Notarzt weiß, welchen Knochenjob gerade Polizisten machen. Sie sind selten darum zu beneiden. Bei Lehrern ist das sicher nicht anders. Trotzdem fallen beide Gruppen – als Patienten – durch ganz bestimmte stereotype (und leider auch anstrengende) Verhaltensweisen auf. Legt einem eine Patientin beispielsweise schon im ersten Gespräch die ausgedruckten Leitlinien einer medizinischen Fachgesellschaft auf den Tisch, ist die Sache klar: Frau Studienrätin will sich nichts vormachen lassen. Herr Kommissar zieht es hingegen eher vor, zum Ende des Gespräches auf vermeintliche Widersprüche zwischen den Aussagen des Arztes und seinen eigenen Ermittlungen hinzuweisen: »Anders als Sie es jetzt schildern, Frau Doktor, war der Webseite Ihrer Fachgesellschaft aber zu entnehmen ...«. Beides sorgt nicht unbedingt für Überschwang auf Seiten des Arztes. Klar ist aber auch, dass beide Verhaltensweisen die Folge von Unsicherheit sind. Auf die reagiert jeder Mensch anders, und wer berufsbedingt die Sicherheit schriftlicher Anweisungen und Hierarchien gewohnt ist, klammert sich in der Not wohl besonders stark an sie. Das nimmt man als Arzt erst mal nicht übel. Nur wenn man im Gepräch immer wieder mit vermeintlichen Versäumnissen konfrontiert wird, wird es kritisch. Umgekehrt dürfte das nicht anders sein: Wenn man als Arzt bei einer Verkehrskontrolle den Polizisten von vornherein auf mögliche Formfehler seines Vorgehens hinweist, wird es den Ablauf der Kontrolle kaum angenehmer gestalten – geschweige denn verkürzen.

■ *Hauptberuflichen Patienten.* Manche Patienten machen aus ihrem Leiden ohne Not einen Beruf. Damit sind nicht die bedauernswerten Menschen gemeint, deren Tagesablauf völlig von der Behandlung oder Organisation ihrer Krankheit und deren Folgen bestimmt ist. Solchen Menschen, beispielsweise Patienten mit fortgeschrittener zystischer Fibrose, diktiert die Krankheit den Alltag tatsächlich bis in den letzten Winkel. Andere hingegen zwingen ihren Mitmenschen die eigene Befindlichkeitsstörung auf. Auch wenn hierfür medizinisch keine Notwendigkeit besteht. Die Grenze zur seelischen Krankheit, häufig einer Somatisierungsstörung, ist dabei fließend. Die entsprechende Diagnose wird aber selbst bei eindeutigen Fällen aus Furcht vor einer Stigmatisierung des Betroffenen oft nicht gestellt.

■ *Entschuldigen-Sie-die-Störung-Patienten.* Ein seltener Typus. Meist ernsthaft krank, in den höheren Lebensjahrzehnten und gern weiblich. Seine Vertreter(innen) sind in der Lage, den abgebrühtesten Ärzten Wasser in die Augen zu treiben. Sie werden nur vorstellig, weil der Ehemann oder vielleicht schon der Notarzt darauf bestanden hat. Egal wie dringend die Patientinnen medizinische Hilfe benötigen, ihre Hauptsorge besteht darin, anderen bloß nicht zu viel Mühe zu machen.

»Ach Herr Doktor, es tut mir leid, dass Sie jetzt meinetwegen Scherereien haben. Sie haben bestimmt Wichtigeres zu tun.«
»Liebe Frau Schneider, Sie haben einen offenen Knochenbruch am Arm. Damit fallen Sie uns nicht zur Last. Genau dafür sind wir da!«

Frau Schneider hat vorher höchstwahrscheinlich schon klaglos eine Stunde im Wartezimmer gesessen. Um keinen »Wirbel« zu veranstalten, hat sie sich von ihrem Mann in die Notaufnahme fahren und auch bei der Anmeldung eintragen lassen. Ihm hat sie auch eingeschärft, der Krankenschwester bei der Anmeldung nur von einer »kleinen Prellung« zu berichten. So viel Understatement tut im wahrsten Sinne des Wortes weh. Manchmal auch den behandelnden Ärzten. Es gibt Patienten, die nehmen sich so sehr zurück, dass man sich als Normalsterblicher maßlos vorkommt, überhaupt je die Krankenversicherung in Anspruch genommen zu haben. Es gibt sogar Sterbende, die sich dafür entschuldigen, wenn man als Arzt nachts zu ihnen gerufen wird. Da kann ein Mensch in Schmerzen dem Tod ins Auge sehen und bewahrt dabei immer noch die Haltung. Es ist unglaublich, wie unterschiedlich die Menschen in ihrem Leiden und ihrer Leidensfähigkeit sind. Patienten wie diese machen einen bescheiden. Und man vergisst sie nie.

20 Kassenpatient – bekomme ich trotzdem die beste Behandlung?

So oder ähnlich fragen Zeitungen und Talkshows gern ins Publikum. Dem gesetzlich Versicherten muss sich der Eindruck aufdrängen, alle brauchbaren Ärzte arbeiteten nur noch für üppige Privathonorare. Für gesetzlich Versicherte bleibt bestenfalls die zweite Ärztegarde mit ihren rostigen Instrumenten. Gruselig.

Glücklicherweise ist das Unsinn. Im Gegenteil kann es sogar von Vorteil sein, im Krankenhaus nicht privatversichert zu sein (→ 4: *Krankenversicherung: privat oder gesetzlich?*). Aber ist es nicht naheliegend, könnte man sich fragen, dass die besseren Ärzte vorzugsweise an Privatkliniken praktizieren? Schließlich ist dort mehr Geld zu verdienen. Eine wissenschaftlich haltbare Antwort auf diese Frage würde viele Seiten füllen. Kurz gesagt, nein, es gibt keinen objektiven Beleg für die Tatsache, dass an Privatkliniken die *besseren* Ärzte praktizieren. Ein Beweis darüber ist aber schon deshalb nicht zu führen, weil es bisher nicht gelungen ist, die Qualität des einzelnen Arztes in wissenschaftlich haltbarer Weise zu beurteilen. Dass es aber durchaus gute und schlechte Ärzte gibt, darf als sicher angenommen werden. Diese Erfahrung machen sowohl Patienten als auch Ärzte täglich (→ 14: *Woran erkenne ich einen guten Arzt?*).

Als gesetzlich Versicherter können Sie trotz dieser Ungewissheit aber gelassen bleiben. Nur zehn Prozent der Deutschen sind privatversichert. Von dieser kleinen Gruppe kann kaum ein Arzt leben. Nahezu alle Ärzte sind auf gesetzlich versicherte Patienten angewiesen. (Die Ausnahmen von dieser Regel sind überschaubar und meist in der Schönheitschirurgie und Sportmedizin zu finden. Was in diesen schillernden Bereichen der Medizin Patienten gegen private Bezahlung geboten wird, ist ein eigenes Thema.) Das heißt, Sie als GKV-Patient gehören zu einer satten Mehrheit von 90 Prozent, und auch ein noch so gefragter Arzt kann es sich nicht leisten, auf Sie zu verzichten. Das gilt auch für den Chefarzt eines Krankenhauses. Er mag Sie als GKV-Patient nicht in jedem Fall selbst behandeln. Wenn er eine brauchbare Klinik führt, wird er aber sehr genau darüber wachen, dass Ihre Behandlung allen Regeln der Kunst entspricht und von guten Mitarbeitern durchgeführt wird. Der Ruf einer Klinik bemisst sich nämlich nicht daran, ob sie in einigen wenigen (privaten) Fällen gute Leistung gebracht hat, sondern daran, was sie in der überwiegenden Zahl der Fälle leistet.

Soweit die gute Nachricht. Es gibt auch eine schlechte. Tatsächlich gibt es im Krankenhaus einen wachsenden Qualitätsunterschied zwischen Privat- und GKV-Behandlung. Er besteht, wie gezeigt, aber nicht darin, dass die besseren Ärzte sich auf Privatpatienten beschränken. Er entsteht vielmehr durch eine seit Jahren zunehmende Personalknappheit an fast allen Kliniken. Erfolgreiche Privatkliniken nutzen diesen Umstand und glänzen damit, dass sie ausreichend Personal für die Behandlung ihrer

Patienten haben. Solche Kliniken beschränken sich aber vornehmlich auf gewinnträchtige Behandlungen, die sich gut mit teuren, nichtmedizinischen Zusatzleistungen verbinden lassen. Klassisches Beispiel sind Knieoperationen infolge von Sportverletzungen, wie z. B. Kreuzband-Operationen. Die dort behandelten Patienten sind meist beim Sport leicht verunfallt und ansonsten bei sehr guter Gesundheit. Als zahlungskräftige Skifahrer schätzen sie nicht nur ein geräumiges Einzelzimmer und gutes Essen, sie können es auch teuer bezahlen. Eine gute Privatklinik bietet neben luxuriösen Zimmern aber auch eine gute Ausstattung mit Physiotherapeuten, Therapiegeräten und erfahrenen Ärztinnen und Pflegern. Die Therapeuten haben genügend Zeit, sich intensiv um jeden Patienten zu kümmern. Im Bereich der Sportverletzungen ist das ein großer Vorteil. Hier ist es besonders wichtig, früh und gründlich mit Physiotherapie zu beginnen. Der Erfolg der Operation kann langfristig davon abhängen.

Ist der Kassenpatient also dazu verdammt, nach seinem Skiunfall lebenslang zu humpeln? Ganz bestimmt nicht. Das ist aber der absurde Umkehrschluss, den manche Medien und Politiker in unregelmäßigen Abständen präsentieren. Aus der Tatsache, dass einige wenige die ideale Behandlung erhalten, ist *nicht* zu folgern, dass sie bei allen anderen mangelhaft ist. Dieser Umkehrschluss ist nicht nur unlogisch, sondern eine indirekte Beleidigung aller »normalen« Krankenhäuser. Es ist zudem demagogisch, unerwähnt zu lassen, dass es eine echte Zweiklassengesellschaft nur in den wenigsten Medizinbereichen gibt. Sie existiert vorrangig in Bereichen, die die bereits erwähnten Wahlbehandlungen anbieten: In der Orthopädie, der Sportmedizin und den diversen Bereichen der ästhetischen Medizin. Es mag utopisch klingen, aber in Deutschland gilt tatsächlich: Jeder Kassenversicherte hat einen gesetzlichen Anspruch auf die am besten geeignete (und angemessene) medizinische Behandlung. Dieses Recht ist im Sozialgesetzbuch verbrieft. Das Problem im Krankenhausalltag ist der Nachweis und die Grenzziehung, was genau als angemessen anzusehen ist.

Wenn es also einen gesetzlichen Anspruch auf hohe Behandlungsqualität gibt, wie kann dann ein schädlicher Personalmangel möglich sein? Jedes Krankenhaus bestreitet, dass ausgerechnet bei ihm überhaupt Personalmangel herrscht. Verwaltung und insbesondere das sogenannte Controlling verwenden einen Großteil ihrer Arbeitszeit darauf, die eigenen Personalzahlen schönzurechnen. Das Prinzip heißt Ökonomisierung durch »Arbeitsverdichtung«. Immer mehr Aufgaben, vor allem solche der Verwaltung, wandern auf die Station. Ärzte erledigen Dokumentationsarbeit, die eigentlich Sache von Verwaltungsmitarbeitern ist. Krankenschwestern und Pfleger desinfizieren Betten und erledigen Hol- und Bringdienste im ganzen Haus. Ein objektiv zunehmender Arbeitsaufwand wird von der gleichen Anzahl Mitarbeiter erledigt. In der Jahresbilanz wird das dann stolz als Effizienzsteigerung verkauft.

Was bedeutet das alles nun für den GKV-Patienten mit frisch operiertem Kreuzband? Droht ihm in einem öffentlichen Krankenhaus nicht doch ein Schaden, weil Pfleger und Physiotherapeuten fehlen? Weil seine Physiotherapie zu spät einsetzt und zu selten stattfindet? Tatsache ist, dass der GKV-Patient seine Ärzte, Schwestern und Physiotherapeuten seltener zu Gesicht bekommt als ein Privatversicherter. Es kann durchaus sein, dass sein Heilungsprozess sich dadurch länger hinzieht. Das ist nicht schön, aber dass ihm dadurch tatsächlich bleibender Schaden entsteht, ist zumindest bisher wohl die Ausnahme. Es ist vor allem die Aufgabe der Ärzte, sich dafür einzusetzen, dass es niemals so weit kommt. Warum die deutsche Ärzteschaft allerdings daran scheitert, sich endlich gegen immer unhaltbarere Zustände zu wehren, ist ein anderes Thema (→ 43: *Warum wehren Ärzte sich nicht gegen die Zustände im Krankenhausbetrieb?*).

21 Wie verhindere ich, dass bei mir zu viel gemacht wird?

Durch Mitdenken und konsequentes (höfliches) Nachfragen. Das fällt zugegebenermaßen umso schwerer, je kränker man ist. Glücklicherweise verhält sich die Wahrscheinlichkeit, ein Opfer nutzloser Übertherapie zu werden, aber meist umgekehrt proportional zur Schwere des Krankheitszustandes. Soll heißen: Nutzlose Untersuchungen werden häufiger bei gesunden Patienten durchgeführt. Der Grund ist einfach: Jede Untersuchung ist auch eine Belastung für den Patienten. Je invasiver die Untersuchung, desto größer ist sie, und Schwerkranke sind in aller Regel wenig belastbar. Ein Arzt wird seinen Patienten nicht unnötig gefährden.

Beim Nachfragen gilt es, ein »orientierter« Patient zu sein, ohne zum »Problempatienten« zu werden. Der Unterschied besteht in der Art und dem Unterton des Fragens. Sie werden auch die geduldigste und gutmütigste Ärztin zur Verzweiflung treiben, wenn Sie jedem vorgeschlagenen Behandlungsschritt mit Skepsis begegnen. Wie immer kommt es auf das Maß an. Ein guter Arzt wird eine Frage bezüglich der Zweckmäßigkeit einer Maßnahme nicht grundsätzlich als Kritik oder Unterstellung verstehen. Wenn er aber einmal den Eindruck hat, ein Patient habe das Vertrauen in ihn und seine Vorschläge verloren, dann lässt sich das Verhältnis schwerlich wieder kitten.

Ein echter Joker ist ein Arzt im engeren Bekanntenkreis, der Sie früh während Ihres Aufenthaltes besucht. Noch besser ist es, wenn er sich den »behandelnden Kollegen« ankündigt. In den meisten Fällen werden diese ihm von sich aus Einblick in die Krankenakten anbieten und ein kurzes Fachgespräch mit ihm führen. Eine solche Einbindung ist auch auf längere Sicht ideal, weil der behandelnde Arzt die angenehme Gewissheit hat, dass Sie nicht allein mit eventuell unbeantworteten Fragen in Ihrem Zimmer sitzen und im Stillen darüber nachgrübeln.

Eine Alternative wäre, nur vorzugeben, dass Sie einen Arzt im Freundes- oder Familienkreis haben. Legen Sie sich für diesen Fall aber wenigstens eine kurze Hintergrundgeschichte zurecht. Und halten Sie den Kollegen nicht ausgerechnet im Moment der Lüge dieses Buch vor die Nase. Teil der Backgroundstory sollten zumindest Studienort, Fachrichtung und derzeitiger Ort des Praktizierens sein. Da die Ärztewelt aber erschreckend klein ist, kann Ihnen das Ganze schnell um die Ohren fliegen. Ihr Arzt strahlt Sie plötzlich erfreut an:

»Ach, Ihre Tochter ist Kardiologin in Mainz? Das ist ja ein netter Zufall!«

»Zufall?«, fragen Sie.

»Ja, ich habe in Mainz studiert und dort selbst meine Weiterbildung zum Gastroenterologen absolviert. Unsere Klinik hatte ein großartiges Rotationsprogramm mit den anderen Mainzer Krankenhäusern. Ich kenne praktisch alle

internistischen Stationen dort. Wo genau arbeitet
Ihre Tochter?«

Der Hinweis auf einen nahestehenden Rechtsanwalt
(oder Richter oder Staatsanwalt) hingegen verbietet sich
völlig. Egal, ob er zu allem Überfluss auch noch Fachanwalt für Medizinrecht ist. Ein solcher Hinweis hat garantiert keinen positiven Effekt. Der Arzt wird die Erwäh-
nung implizit als Drohung verstehen, denn genau das ist
sie ja. Dem eigenen Arzt ohne Not zu drohen ist nicht
sonderlich geschickt, vor allem nicht, bevor Ihre Behandlung abgeschlossen ist. Denn auch der gutmütigste Arzt
wird fortan eine gewisse Anspannung im Umgang mit
Ihnen empfinden. Die macht ihn nicht in erster Linie vorsichtig, sondern befangen im Umgang mit Ihnen.

Sollten Sie selbst Rechtsanwalt, Richter oder Staatsanwalt sein, dann wird Ihnen der Effekt, den der Hinweis
auf Ihren Beruf auslöst, hinlänglich bekannt sein. Sicher
ist es sinnvoll, Ihrem Arzt möglichst früh und mit einem
Augenzwinkern einen entsprechenden Hinweis auf Ihren
Beruf zu geben. Insbesondere gilt das für Medizinrecht-
Spezialisten. Sie wissen ja: Ein Arzt wird in Deutschland
durchschnittlich zwei Jahre nach Berufseinstieg das erste
Mal verklagt. Es ist also kein Geheimnis, dass Juristen
im Krankenhaus meist keinen guten Ruf haben. Wenn Sie
selbst einer sind, wird Ihnen das ein guter Arzt nicht
anlasten. Machen Sie ihm in entspannter Weise deutlich,
dass Sie keine Absichten haben, aus Ihrer eigenen Behandlung einen Rechtsfall zu machen. Dann ist es vielleicht sogar der Beginn einer wunderbaren Freundschaft.

Unabhängig von Ihrem Beruf: Falls Sie als Privatpatient wirklich einmal den Verdacht haben, eine Untersuchung sei überflüssig, vertrauen Sie unbedingt Ihrem gesunden Menschenverstand. Ein seriöser Arzt wird Ihnen jede Untersuchung gern so erklären, dass Sie deren Gründe nachvollziehen können (→ 14: *Woran erkenne ich einen guten Arzt?*). Sofern die Untersuchung nicht zwingend erforderlich ist, wird er Ihnen ohne Druck anbieten, diese vorerst zurückzustellen, damit Sie in Ruhe darüber nachdenken können. Wenn sich Ihre Ablehnungen jedoch häufen, sollten Sie eine unabhängige Zweitmeinung einholen. Entweder haben Sie ein Vertrauensproblem, oder aber Ihr Arzt versucht Sie über den Tisch zu ziehen. Am besten wäre hier der Rat eines außenstehenden Arztes, dem Sie bisher vertraut haben.

Einen schlechten Arzt, der solche Skepsis rechtfertigt, erkennen Sie häufig an seiner Maxime: »Ein Patient, der nicht zustimmt, ist falsch aufgeklärt.« Ein solcher Arzt wird auf Ihre Verständnisfragen eher ungeduldig reagieren und schnell beleidigt sein (→ 15: *Vor welchem Typ Arzt muss ich mich in Acht nehmen?*). Unverhältnismäßig schnell wird er Sie vor die Grundsatzfrage stellen, ob Sie ihm nicht das nötige Vertrauen entgegenbringen. Die Frage sollten Sie dann unbedingt bejahen – und sich einen anderen Arzt suchen.

22 Chefarztbehandlung: immer die beste Option?

Keineswegs. Fragen Sie mal einen Privatversicherungs-vertreter. Wenn Ärzte selbst Krankenversicherungen ab-schließen, verzichten sie meist auf die sogenannte Chef-behandlung. Noch Fragen?

In einem großen Krankenhaus und insbesondere in einer Universitätsklinik gilt es in aller Regel, eine Chef-arztbehandlung zu vermeiden. Dem Chef mag ein Ruf wie Donnerhall vorauseilen, der ist aber meist nur das Er-gebnis der eifrigen Selbstausbeutung kompetenter Ober-ärzte seiner Klinik. Chefärzte einer solchen Klinik zeich-nen sich im Allgemeinen nämlich *nicht* in erster Linie durch besonderes fachliches Interesse oder ärztliche Kompetenz aus. Die Patientenbetreuung ist hier oftmals notwendiges Übel, weil Voraussetzung für den Aufstieg in Wissenschaft und/oder Berufspolitik (→ 15: *Vor wel-chem Typ Arzt muss ich mich in Acht nehmen?*). Eine Universitätsklinik ist ein Durchlauferhitzer für ärztliche Karrieristen. Das gilt für die sogenannte medizinische Wissenschaft ebenso wie für die Berufspolitik. Dabei sind Chefärztinnen, von denen es inzwischen einige gibt, keine Ausnahme. Sie haben ganz ähnliche Prioritäten wie ihre männlichen Kollegen.

Als höchster Daseinszustand im Ärzteuniversum gilt immer noch der Ordinarius. Ein Ordinarius ist in Personalunion sowohl Inhaber eines Lehrstuhls für einen medizinischen Fachbereich als auch Chefarzt einer Universitätsklinik (medizinische Abteilung eines Universitätskrankenhauses). Damit ist er einem mittelalterlichen Fürstbischof vergleichbar: Er verbindet in sich kirchliche (akademische) und weltliche (klinische) Macht. In der Welt von heute ist die einem Ordinarius zugesprochene Überlegenheit jedoch nur noch mit einem »operierenden Thetanen« der sogenannten Church of Scientology vergleichbar. Niemand kritisiert ihn, niemand widerspricht. Auch wenn seine Ausführungen einmal ganz offensichtlich keinen Sinn ergeben. In einem solchen Fall ist es eben die höhere Weisheit, die aus ihm spricht. Für Normalsterbliche mag sie nicht immer verständlich sein.

Eine verbürgte Anekdote aus einem Universitätskrankenhaus geht so: Ein berühmter Professor und Ordinarius, nennen wir ihn Anton Quastmüller, schwankt aus der Kneipe in sein Auto. Beim Zurücksetzen kommt dem Thronwagen des Professors im letzten Augenblick ein parkendes Motorrad in die Quere. Er entsteigt seinem Vehikel und begutachtet das respektlose Zweirad. Ein Mensch, stellt er fest, kam nicht zu Schaden. Gegen sein Auto gestützt, tastet er sich wieder hinter das Steuer und sucht den Zündschlüssel. Die Szene wird von einem Passanten beobachtet. Der klopft nun an des Professors Scheibe und empfiehlt dem nämlichen, sich besser nicht zu entfernen. Ein solcher Akt könnte als Fahrerflucht verstanden werden. Erneut entsteigt der Professor seinem Auto und baut sich vor dem Unbekannten auf. Ob dieser denn wisse, wer er sei? Der Unbekannte weiß es nicht, wird aber sofort ins Bild gesetzt. Er sei der berühmte Professor Anton Quastmüller. Als solchen fechte ihn des Unbekannten Hinweis nicht an. Er werde sich nun nach Hause begeben, um Kraft zu sammeln für seine bevorstehenden Aufgaben. Spricht's und fährt davon. Als er vor seinem Hause eintrifft, erwartet man ihn bereits. Zwei Herren öffnen ihm die Fahrertür und weisen sich als Polizisten aus. »Sind Sie der berühmte Professor Quastmüller?« Wie er später vor Gericht erfahren muss, findet die weltliche Gesetzgebung auch auf ihn und seinen Führerschein Anwendung.

Ganz anders verhält es sich mit dem Praxisbezug der Chefärzte in kleineren Spitälern. Nicht dass diese weniger von sich überzeugt wären, aber im Gegensatz zu ihren Kollegen an den Unikliniken sind sie oft die Leistungsträger und schon aus Personalmangel selbst mit schnöder Patientenbehandlung beschäftigt. In einem solchen Haus benötigen Sie aber auch keine vertragliche Zusicherung einer Chefarztbehandlung. Sie bekommen ohnehin automatisch immer (auch) den Chef ab, weil er in den Routineablauf eingebunden ist. Wenn Sie ihn vor einer Operation freundlich danach fragen, haben Sie gute Chancen, von ihm die Zusage zu bekommen, dass er Sie persönlich operiert (→ 28: *Ich habe mich für die OP beim Chefarzt entschieden. Wie verhindere ich, dass ein anderer auf den Plan tritt, sobald ich in Narkose bin?*). Es gibt aber eine wichtige Ausnahme von dieser Regel der kleinen Häuser: Wenn Sie gezielt einen bestimmten Chefchirurgen seiner »sensationellen Operationsmethode« wegen anpeilen, ist es mit freundlichem Bitten nicht getan.

23 Mein Operateur ist auf ein neues OP-Verfahren spezialisiert. Wie unterscheide ich Modeerscheinungen von echtem Fortschritt?

Hinter vermeintlich revolutionären Operationsmethoden steckt selten ein realer Fortschritt. Sie sind häufig nicht mehr als ein Marketingerfolg – entweder eines Medizingeräteherstellers oder eines besonders medienaffinen Arztes. Beliebt sind die angepriesenen »Revolutionen« beispielsweise im Zusammenhang mit Gelenkersatz- und Rückenoperationen. Wenn Sie mit einem selbsternannten Geheimtipp Kontakt aufnehmen wollen, sollten Sie sich selbstkritisch fragen, ob Sie das Schicksal Ihrer Gelenke wirklich der *Apotheken-Umschau* oder *RTL-Explosiv* anvertrauen möchten. Wenn ja, richten Sie sich auf einen sagenhaften Baraufschlag auf die Krankenhausrechnung ein. Bevor Sie den entrichten, fragen Sie sich *nochmals*, ob das bei vernünftiger Betrachtung der richtige Weg ist. Wiederholen Sie diese Selbstbefragung solange, bis Sie einsichtig geworden sind. Kaufen Sie sich dann vom gesparten Geld zur Belohnung etwas Schönes und warten Sie einige Monate. Die »neue US-Operation« hat sich dann in aller Regel als eine kurzlebige Mode entpuppt. Das vermeintliche Spezialwissen des Genie-Operateurs hat ihm bis zu diesem Zeitpunkt vermutlich schon mehrere beeindruckende Schadensersatzforderungen von enttäuschten Patienten eingebracht. Echte Fortschritte in der Medizin sind in nahezu allen Fällen kleine Schritte, keine Revolutionen. Und die besseren Ärzte haben anderes zu tun, als solche kleinen Erfolge andauernd mit *Bunte* zu besprechen.

24 Hilft eine Wirbelsäulen-OP bei chronischen Rückenschmerzen?

Nein, und wenn, dann meist nur für kurze Zeit. Zugegeben, ein pauschales Urteil, aber es trifft den Kern der Sache. Rückenschmerz ist der häufigste aller Gründe, überhaupt einen Arzt aufzusuchen. Meist ist er chronisch, besteht also seit Monaten und Jahren als Folge persönlicher Versäumnisse: fehlende Bewegung, Übergewicht und andere Bequemlichkeiten. Die Ausnahmen von dieser Regel sind prozentual eher selten, dafür aber höchst unterschiedlich: Angefangen bei Osteoporose über Skoliosen bis hin zu Tumoren. Für all diese Fälle gilt das hier Gesagte eingeschränkt bis gar nicht. Für die große Mehrzahl gilt, was die Techniker Krankenkasse kürzlich veröffentlicht hat: 87 Prozent der Rückenoperationen in Deutschland sind unnötig. Wenn Ärzte dieser Aussage widersprechen, dann nur um anzumerken, dass es durchaus auch 88 Prozent sein könnten.

Rückenschmerzen machen ein Viertel aller ärztlichen Diagnosen aus, noch vor dem Bluthochdruck. Wenn es je eine Volkskrankheit gab, ist es Rückenschmerz. Überschlagen Sie mal, was für ein Geschäft das ist. Wer auch immer eine bequeme Lösung für Rückenschmerz findet, wird Milliardär. Bis dahin werden weiter alle möglichen Therapeuten alle möglichen Therapien anbieten. Denn die (meist) einzig wirksame ist überaus mühsam: Gewichtsreduktion, Rückensport und ein wirksamer Ausgleich für privaten oder Job-Stress. Wie gesagt: mühsam das Ganze. Und langwierig. Tabletten sind da einfacher, auch für denjenigen, der eigentlich ungern welche einnimmt. Das Gleiche gilt für die berüchtigten Spritzen »in den Rücken«, mit denen viele Orthopäden, aber auch Radiologen oder Hausärzte ihre halbe Miete bestreiten. Die Einzigen, die wirklich nachhaltig helfen könnten, die Physiotherapeuten, bekommen den kleinsten Teil des Versicherungskuchens. Für ihre therapeutische Arbeit werden sie so schlecht bezahlt, dass sie nebenher im Spa anheuern, um Wellness-Massagen zu verkaufen. Erstaunlich an diesem Zustand ist vor allem die allzu menschliche Schwäche, die er offenbart. Zermürbt von jahrelangem Schmerz, strebt der durchschnittliche Patient trotzdem noch die bequemste Lösung an, nicht die anstrengendere mit erwiesener Wirksamkeit. So landet er über kurz oder lang bei der vermeintlichen Option »Rücken-OP«.

Nach einer gemeinsamen Visite eröffnete mir ein Wirbelsäulenchirurg einmal: »Weißt du, ich beneide diesen Hüft-Operateur aus der anderen Abteilung. Mindestens drei von vier seiner Patienten sind bei Entlassung zufrieden und ihm dankbar. Von meinen Patienten sind es die wenigsten – und fast alle von ihnen kommen eines Tages für Folgeoperationen zurück. Wirbelsäulenchirurgie ist ein undankbares Geschäft.« Der das so betreten feststellte, war ein exzellenter Chirurg und ein gewissenhafter Arzt. Er schickte viele der Patienten, die ihm zugewiesen wurden, ohne OP wieder fort und empfahl ihnen, sich die oben genannten Ratschläge zu Herzen zu nehmen. Er versuchte seine Eingriffe auf die eindeutigen Fälle zu beschränken, beispielsweise auf Bandscheibenvorfälle mit akuten Lähmungserscheinungen. Von diesen wenigen Fällen aber kann kein Spezialist sein Nischengeschäft bestreiten. Erst recht nicht in einer Spezialabteilung für Wirbelsäulenchirurgie. Wieso ist dieser Mann Rückenoperateur geworden? Weil es ein spannendes und wichtiges Fach der Medizin ist, für das er nach dem Studium nochmal mindestens sechs Jahre trainieren musste. Erst danach hat er festgestellt, wie sein Arbeitsalltag als »umsatzverantwortlicher Oberarzt« tatsächlich aussieht. Da war es für einen Wechsel der Subspezialisierung zu spät.

25 Konfessionell, öffentlich, privat? Geht es im St. Marienspital christlicher zu als bei der Helios-Rhön-Sana AG?

Die privaten Klinikkonzerne sind echte Innovatoren, wenn es um neue »Qualitätskonzepte« (sprich: Einsparungen bei der Patientenversorgung) geht. Die Helios AG hält bis heute wohl den Rekord. 2007 wurde sie zu Recht berühmt mit ihrer Erfindung des »Narkosehelfers«. So bezeichnet Helios medizinisches Hilfspersonal, das bundesweit eingesetzt wurde, um anstelle von Ärzten bei Operationen die Narkosen zu überwachen. Ursprünglich plante der Konzern gar, diese Assistenten Narkosen vollständig eigenverantwortlich und ohne Aufsicht durch einen Arzt durchführen zu lassen. Das Ganze wurde erst ruchbar, als Narkoseärzte einer Berliner Heliosklinik sich der Komplizenschaft bei diesem Wahnsinn verweigerten und die Sache öffentlich machten. Helios stampfte das Projekt weitgehend ein – spricht aber öffentlich nach wie vor von einer »Innovation«.

»Immerhin!«, mögen Sie nun sagen. »Solch skrupellose Profitmaximierung wurde von kirchlichen Häusern bisher nicht berichtet. Oder?« Ist der Umgang mit Patienten in konfessionellen Häusern vielleicht besser? Leider nein. Auch kirchliche Konzerne kennen keine Schamgrenzen, wenn es um Profit geht.

Ein bekannt gewordener Extremfall sind die Vorgänge an einer Klinik in Thüringen. Ein Neurochirurg hat dort über 100 Patienten gefährlichen Wirbelsäulenoperationen unterzogen – wissentlich ohne jeden medizinischen Grund. Der Geschäftsführer der Klinik wurde von anderen Ärzten immer wieder hierüber informiert, schritt aber erst ein, nachdem das Fernsehen auf den Fall aufmerksam geworden war. Dem Fernsehbericht folgen nun Ermittlungen der Staatsanwaltschaft. Die fragliche Klinik ist zwar ein Kreiskrankenhaus, sie wird aber von der evangelischen Paul-Gerhard-Diakonie aus Berlin betrieben.

Auch in Sachen Personalkosten agiert die Kirche alles andere als christlich. In einer anderen Diakonie-Klinik formuliert es der Geschäftsführer so: »Für die Diakonie zu arbeiten bedeutet mehr, als *nur* ein gutes Gehalt zu bekommen.« Dabei lächelt er verschmitzt. Ihm gegenüber ein verdutzter Assistenzarzt. Der Arzt hatte den Geschäftsführer nach Überstundenbezahlung und Weihnachtsgeld gefragt. Beides fand in diesem Haus der Diakonie traditionell nicht statt. Daran, wie wohl sich der Betriebswirt mit dieser Tradition fühlte, ließ sein Grinsen keinen Zweifel. Was an diesem Krankenhaus außerdem stattfand, war eine Konzentration auf gewinnbringende Behandlungsformen: Gelenkoperationen, insbesondere in Form von Protheseneinbau, und das in durchaus guter Qualität. Tatsächlich ist die Klinik trotz ihres eigenen Verständnisses von christlichem Umgang ein Beispiel dafür, dass die Konzentration auf gewinnbringende Operationen für den Patienten nicht per se schlecht ist.

Was die Ökonomie (sprich: den Profit) angeht, schenken sich die Christen beider großen Clubs wenig. Wenn es um den Betrieb von Krankenhäusern geht, gibt es nur einen wesentlichen Unterschied zwischen kirchlich und privat: die Kruzifixe an der Wand. Sie gehören zu den wenigen Dingen, die tatsächlich von den Kirchen bezahlt werden. Den wenigsten Patienten ist bewusst, dass die Kirchen für den Betrieb »ihrer« Kliniken ansonsten nahezu keine Kosten tragen. Die Finanzierung sämtlicher konfessioneller Krankenhäuser wird allein mit öffentlichen und Krankenversicherungsgeldern gedeckt. Einzig die Betriebskosten des Gebetraums und besagte Kruzifixe zahlen die Kirchen. Sie stecken auch den unternehmerischen Gewinn ein, ganz so wie die privaten Konzerne. Die christlichen Konzerne betonen gern, dass sie mit solchen Gewinnen an anderer Stelle soziale Dienste finanzieren. Am genannten Haus beispielsweise wird eine verlustbringende Abteilung subventioniert, die sich auf die Behandlung schwerstbehinderter Kinder spezialisiert hat. Zweifellos eine gute Tat. Trotzdem heiligt auch dieser Zweck nicht die fragwürdigen Mittel: systematische Unterbezahlung und Arbeitsüberlastung der Mitarbeiter. Außerdem können Patienten (und Krankenkassen) zu Recht erwarten, dass mit den Profiten einer Klinik zuerst deren medizinische Qualität verbessert wird, egal ob sie christlich, privat oder öffentlich-rechtlich geführt wird.

Übrigens bietet die angeführte Diakonie-Klinik auch die zu Recht gescholtenen, aber sehr lukrativen Wirbelsäulenoperationen an (→ 24: *Hilft eine Wirbelsäulen-OP bei chronischen Rückenschmerzen?*). Aber nicht nur die

Protestanten sind geschäftstüchtig. Ein großer katholischer Hilfsdienst hat seine Rettungssanitäter beispielsweise kürzlich in eine Personalgesellschaft »ausgegliedert«, um sie von dort für unverschämt verringerte Löhne wieder »zurückzumieten«. Ein Rettungsassistent verdient dort zwischen sechs und sieben Euro die Stunde. Sie können sich vorstellen, welche Heiterkeit da regelmäßig in den Stützpunkten ausbricht, wenn über Mindestlöhne diskutiert wird.

Was jenseits der Konzentration auf profitable Medizin und Unterbezahlung von Mitarbeitern noch an christlichem Mehrwert bleibt, muss jeder selbst beurteilen. Aber wem es während einer Erkrankung hilft, ein Kruzifix an der Wand oder Bibelzitate im Flur zu sehen, der ist in einem konfessionellen Haus besser aufgehoben. Er sollte jedoch von diesen Symbolen nicht auf die Charakterkonstitution der Klinikleitung schließen. Allgemein gilt: Konfessionell, privat oder öffentlich sind keine Kriterien für die Qualität eines Krankenhauses oder für die Art seines Umgangs mit Patienten. Sicher ist nur: Die kirchlichen Häuser sparen noch drastischer bei der Bezahlung ihres Personals. Vor allem (gute) Ärzte ziehen daher oft andere Arbeitgeber vor. Ausnahmen bestätigen aber die Regel.

26 Der Arzt empfiehlt eine Operation. Muss das sein, oder will er nur an mir verdienen?

Stellen Sie Ihrem Arzt folgende Fragen: Welche Alternativen gibt es zu dieser Operation? Gibt es nichtoperative Verfahren? Gibt es medikamentöse Behandlungsmöglichkeiten? Und welche alternativen Operationsverfahren?

Wenn es alternative Operationsverfahren gibt, fragen Sie zusätzlich: Können Sie dieses Verfahren zum geplanten Operationstermin auch bei mir durchführen? Wenn nein, gibt es einen anderen Arzt in Ihrer Klinik, der es könnte? Und schließlich: Würden Sie die von Ihnen vorgeschlagene Operation auch einer Person empfehlen, die Ihnen nahesteht?

Verschafft dieses Interview Ihnen letzte Sicherheit? Leider nein. Aber wenn Sie von den Antworten des Arztes nicht restlos überzeugt sind, lehnen Sie die Operation ab und holen Sie sich den Rat eines anderen, unabhängigen Arztes. Sofern vor einer vorgeschlagenen Operation noch Zeit ist, sollten Sie diese in jedem Fall nutzen und sich eine zweite, kompetente Meinung einholen. Beschränken Sie sich unter keinen Umständen auf das Googeln (→ 2: *Soll ich meine Diagnose googeln?*). Ihre Verwirrung wäre sonst vermutlich komplett – und damit wäre Ihnen am wenigsten gedient. Verfallen Sie ebenso nicht auf das

Einholen zu vieler verschiedener Meinungen. Das hätte den gleichen Effekt. Beschränken Sie sich stattdessen auf ein oder zwei unabhängige »gute« Ärzte.

Wenn Sie eine Zweitmeinung einholen, suchen Sie die am besten im Kreise der Ärzte, die selbst überhaupt nicht operieren. Das sind einerseits chirurgische Fachärzte, die nur noch konservativ praktizieren. Häufig ist das bei niedergelassenen HNO-Ärzten oder Orthopäden der Fall. Niedergelassene Internisten und Allgemeinmediziner operieren naturgemäß ebenfalls nicht. Sollten Sie es vorziehen, einen anderen Operateur zu konsultieren, achten Sie darauf, dass er tatsächlich unabhängig vom ersten ist. Es ist sinnlos, einen anderen Arzt innerhalb derselben Klinik zu befragen. An einer Klinik herrscht meist genau eine Meinung: die des Chefarztes. Fachlichen Widerspruch vor einem Patienten vorzutragen, führt mehr oder minder schnell zur Kündigung. Schon unter vier Augen steht auf solche Unbotmäßigkeit oft schwere Strafe.

Welche Operationen sind besonders lukrativ? Allgemein gesagt: immer diejenigen, die auffällig häufig durchgeführt werden; insbesondere Operationen, für die eigene Privatkliniken existieren. Welche Verfahren das genau sind, ändert sich laufend. Auch welchen Betrag eine Krankenkasse für eine bestimmte Behandlung zahlt, wird regelmäßig neu festgelegt. Die exakte Höhe der Bezahlung für eine bestimmte Behandlung kann man nur herausfinden, wenn man bei der entsprechenden Klinik oder der bezahlenden Kasse anfragt.

27 Narkose: Was kann ich tun, damit ich heil wieder aufwache?

Ein gemeiner Scherz unter Ärzten geht so: Während einer Operation ist zwischen all den Chirurgen meist nur ein echter Arzt im OP-Saal, nämlich der Anästhesist. Das ist überspitzt, die Wahrheit ist aber: Der oft auf die Funktion »Narkosearzt« reduzierte Anästhesist leistet immer eine lebenserhaltende und oftmals sogar die eigentlich lebensrettende Behandlung während einer Operation. Er nimmt dem Patienten einerseits Schmerz und Bewusstsein. Andererseits und vor allem erhält er Herzschlag und Blutdruck während der Narkose aufrecht, indem er gegebenenfalls Blut transfundiert oder Medikamente verabreicht. Das Berufsschicksal des Anästhesisten ist es, trotz dieser herausragend wichtigen Leistung kaum wahrgenommen zu werden, weder von Patienten noch von Operateuren. In den seltenen Gesprächen zwischen Chirurgen und Anästhesisten während einer Operation wird der Narkosearzt von den Kollegen am Messer meist nur mit »die Anästhesie« angesprochen. Für Sie als Patient ergibt sich aus der kaum zu überschätzenden Bedeutung des Narkosearztes aber manchmal konkreter Handlungsbedarf, bevor Sie in eine Operation einwilligen: Stellen Sie sicher, dass während der OP stets ein Anästhesist nur für Sie zuständig ist. Das gilt insbesondere in Fällen, da Sie sich zu einer sogenannten ambulanten Operation entschlossen haben.

Eine ambulante Operation wird oft außerhalb von regulären Krankenhäusern in sogenannten Operationszentren durchgeführt. Ambulant bedeutet, dass Sie als Patient erst am Morgen der Operation in das Zentrum kommen und nach der Operation wieder nach Hause gehen – die Nacht also nicht in stationärer Betreuung verbringen. Gegen solche Operationen ist grundsätzlich absolut nichts einzuwenden. Oft sind sie für den Patienten deutlich bequemer und für die Krankenkassen zudem günstiger. Knackpunkt ist aber die Frage: Ist während der Operation ein Narkosearzt durchgehend und ausschließlich für diese Operation zuständig und anwesend? Um Kosten zu sparen, ist es nämlich an vielen OP-Zentren üblich, dass ein Anästhesist parallel mehrere laufende Operationen betreut. Dabei rotiert er zwischen den Sälen und muss zeitgleich Narkose und Kreislauf aller Patienten überwachen, die eben gerade in Narkose liegen. Das Problem liegt auf der Hand. Wenn es zu einem Zwischenfall kommt und der Anästhesist bei einem Patienten mit lebensrettenden Maßnahmen beschäftigt ist, darf nicht zeitgleich ein zweiter Notfall eintreten.

Die Richtlinien der anästhesiologischen Fachgesellschaft verlangen unzweifelhaft: Während jeder Operation hat pro Patient ein Narkosearzt exklusiv für diesen zur Verfügung zu stehen. Diese Richtlinien sind für OP-Zentren und Krankenhäuser aber leider nicht bindend. Aus verschiedenen Gründen wird oft davon abgewichen. Tatsache ist zwar, dass in aller Regel (insbesondere bei kleineren Eingriffen) nicht immer durchgehend ein Anästhesist pro Patient gebraucht wird. Sinnvoll ist diese Festlegung trotzdem, denn im Fall der Fälle kann es überlebenswichtig sein. Als Patient sollten Sie also – insbesondere vor einer ambulanten Operation – fragen: »Ist während der gesamten OP durchgehend ein Anästhesist ausschließlich für mich zuständig?« Wenn die Antwort »nein« lautet, sollte die Begründung für Sie sehr überzeugend sein. Wenn Sie auch nur den leisesten Zweifel hegen, dass hinter der angeblichen Unnötigkeit nicht doch die Absicht steht, Personalkosten zu sparen, sollten Sie die Operation woanders durchführen lassen.

28 Ich habe mich für die OP beim Chefarzt entschieden. Wie verhindere ich, dass ein anderer auf den Plan tritt, sobald ich in Narkose bin?

Gar nicht. Wenn Sie das Kleingedruckte im Behandlungs-vertrag lesen, wissen Sie, dass die OP vom Chefarzt »*oder seinem Vertreter*« durchgeführt wird. Dies bedeutet: Sein Vertreter *wird* die OP durchführen. Diese Vertragspas-sage zu streichen, lehnt der Chef meist ab, oder er ver-langt zusätzliche Bezahlung über die Privatabrechnung hinaus. Die bessere Alternative ist es, Ihrem Wunschope-rateur im persönlichen Gespräch das Versprechen abzu-nehmen, die Operation selbst durchzuführen. An so ein Versprechen wird sich in aller Regel gehalten. Bevor Sie aber Energie darauf verwenden, prüfen Sie Ihr Begehr kritisch. Die Behandlung durch den Chefarzt ist selten besser als die durch einen anderen erfahrenen Arzt des Teams.

Von welchem Chirurgen Sie letztlich operiert wurden, lässt sich erst dann mit Sicherheit feststellen, wenn alles vorbei ist. Ein Blick in das Operationsprotokoll verrät es Ihnen. Dieses Protokoll liegt im Gegensatz zum erheblich umfangreicheren OP-Bericht schon unmittelbar nach dem Ende der Operation vor. Darin sind unter anderem alle Operateure aufgeführt. Gerade bei längeren Operationen wirken neben dem verantwortlichen Chirurgen nämlich noch ein bis drei Assistenten mit. Bei komplexen Prozeduren ist es üblich und sinnvoll, dass diese Assistenten verschiedene Schritte vor und nach der Anwesenheit des (Haupt-)Operateurs selbständig durchführen. Bei einer solchen, oft mehrstündigen Operation werden dann nur die zentralen, schwierigen Schritte von einem besonders erfahrenen Spezialisten durchgeführt. Diese Arbeitsteilung ist aus Kapazitätsgründen notwendig und medizinisch sinnvoll. Nichts daran ist fragwürdig.

Fragwürdig hingegen ist die Praxis vieler Chefärzte, solche Operationen bei Privatpatienten zwar privat abzurechnen, ihre vorbereitenden Kollegen an dieser Abrechnung aber nicht zu beteiligen. Ebenso fragwürdig ist es, wenn ein Operateur diese Arbeitsteilung gegenüber dem Patienten verschleiert. Die Grenze zur Urkundenfälschung ist dann übertreten, wenn im endgültigen Operationsbericht nicht deutlich vermerkt ist, welche Operationsschritte von welchem Chirurgen durchgeführt wurden.

Leider nehmen es viele Kliniken mit diesen Berichten nicht sehr genau. Bei anspruchsvollen Operationen ist es bisweilen noch immer üblich, die nur teilweise Anwesenheit des Hauptoperateurs nicht deutlich zu vermerken. Er hat vielleicht nur zwanzig Minuten der vierstündigen Operation bestritten, aber der Bericht erweckt den Eindruck, er sei die ganze Zeit über dabei gewesen. Um derartige Missverständnisse zu vermeiden, sprechen Sie Ihren Operateur am besten direkt darauf an. Schon die demütig vorgebrachte Frage »Werden Sie denn während des gesamten Eingriffs anwesend sein?« garantiert Ihnen später einen beispielhaft genauen Operationsbericht. An Ihre Frage nämlich wird sich dessen Verfasser bestens erinnern. Er wird in berufstypischer Paranoia davon ausgehen, dass Sie den Bericht genau hierauf überprüfen werden.

29 Wie erfahre ich, wie riskant meine Operation wirklich ist?

Ärzte neigen allgemein zur Ehrlichkeit. Zumindest wenn es um die Risiken einer Operation geht. Zu der sind sie auch umfassend verpflichtet (→ 37: *Krebs: Wie lange habe ich noch?* und → 26: *Der Arzt empfiehlt eine Operation. Muss das sein, oder will er nur an mir verdienen?*). Gelegentlich neigen Ärzte aber auch zu einer tendenziösen Darstellung. Vor allem, wenn es um die Chancen einer Operation geht, und besonders, wenn sie selbst (oder ihre Klinik) diese durchführen. Das ist zum Teil auch durchaus sinnvoll und berechtigt. Bei einer mehr oder minder unumgänglichen Operation ist es richtig, sich auf die Chancen zu konzentrieren und den Blick nicht auf die Risiken zu verengen. Eine positive Einstellung des Patienten und eine optimistische Herangehensweise tragen sogar nachweislich zu einem besseren Behandlungsergebnis bei. Die Ursache dafür darf vor allem in der entsprechend positiv veränderten Wahrnehmung des Patienten vermutet werden. Wahrnehmung ist bekanntermaßen Realität. Aber wo hört legitimes Mutmachen auf und fängt Manipulation an? Operateure haben häufig auch Eigeninteressen bei der Operation (→ 10: *Welche Hintergedanken hat mein Klinikarzt, wenn er bestimmte Therapien empfiehlt?*). Diese Tatsache ist nicht grundsätzlich als problematisch zu bewerten. Die Frage ist lediglich, ob diese Interessen Ihren eigenen als Patient vielleicht entgegenstehen.

Krankheit, Siechtum und Tod sind die Risiken *jeder* medizinischen Intervention. Diese drei Worte schreibe ich selbst auf jeden Aufklärungsbogen, egal ob vor einer Darmspiegelung oder einer Darm-Teilentfernung. Die Kunst bei der anschließenden Präsentation des Formulars besteht darin, dem unterzeichnenden Patienten die Absurdität dieses Aufklärungsvorgangs zu vergegenwärtigen. Da soll jemand schriftlich bestätigen, in »ausreichender« Weise aufgeklärt worden zu sein und »keine Fragen« mehr zu haben. Auf diese Formulierungen können nur Juristen kommen. Es sind die gleichen Juristen, die eine Risikoaufklärung bis zu einer Wahrscheinlichkeit von 1:100 000 fordern. Auch ihnen müsste klar sein, dass eine solche Aufklärung über objektiv bestehende Risiken keine brauchbare Basis für die Beurteilung der individuellen Chancen des Patienten ist. Nur auf die kommt es bei der Indikationsstellung aber an.

Hier liegt die eigentliche Kunst der Chirurgie: Die sogenannte Indikationsstellung ist die ärztliche Beurteilung der Notwendigkeit einer Operation (oder einer Behandlung ganz allgemein). Die Risiken eines Eingriffs sind mehr oder weniger schnell zusammengefasst und oft auch in Zahlen auszudrücken. Sinn ergeben diese Zahlen aber nur, wenn ihnen die ganz persönlichen Verbesserungschancen für den individuellen Patienten gegenüberstehen. Die Frage, die Sie und Ihr Arzt vor einer Operation beantworten müssen, lautet nicht: Wie riskant ist die OP? Sondern: Welche Aussicht auf Besserung habe ich persönlich – und um den Preis welchen Risikos? Dieser Unterschied ist entscheidend. Tatsächlich informieren kann Ihr Arzt Sie nämlich nur über die Risiken ganz allgemein. Diese statistischen Angaben berücksichtigen meist nicht Ihre individuelle Patientengeschichte und Ihre Lebensumstände. Insofern sind die Forderungen der Juristen für den Patienten oft mehr Belastung als sinnvolle Entscheidungsgrundlage. Man muss ihnen aber zugestehen, dass sie sich mit diesen Forderungen ja auch nur notdürftig behelfen. Etwas Objektiveres als diese Zahlen ist eben nicht verfügbar. Der Arzt wiederum stützt seine Beurteilung der individuellen Chancen und Risiken zum großen Teil auf persönliche Erfahrungen und Bewertungen, die sich einer wissenschaftlichen Objektivierung entziehen. Entscheidend ist es, über diese Bewertung Einvernehmen mit dem Patienten herzustellen. Beim Gespräch über Erfolgsaussichten und Risiken einer Operation sollten Sie deswegen Folgendes unbedingt mit Ihrem Arzt klären:

Welchen Unterschied zu meinem Zustand vor der OP kann ich realistisch erwarten? Welchen im besten Fall?
Welche konkreten negativen Folgen kommen bei dieser Art Eingriff *am häufigsten* vor?
Was passiert *am ehesten*, wenn ich den Eingriff nicht durchführen lasse?
Welche *realistischen* Alternativtherapien gibt es?

Nachdem Ihnen diese Fragen vollständig beantwortet wurden, sollten Sie den standardisierten Aufklärungsbogen lesen, den es zu den meisten Operationen gibt. Diese Bögen werden von medizinrechtlichen Verlagen erstellt. Sie berücksichtigen sowohl die aktuellen medizinischen als auch die juristischen Erkenntnisse und Vorgaben. Ist die geplante Operation so speziell, dass es keinen standardisierten Aufklärungsbogen gibt, hilft Ihnen nur Vertrauen in Ihren Arzt. Wenn Sie diesen noch nicht lange kennen, ist es absolut legitim und sogar empfehlenswert, sich in diesem Fall vor der Entscheidung eine zweite Meinung anzuhören. Falls der Arzt Ihnen davon abrät, obwohl genug Zeit vorhanden ist, sollten Sie den Eingriff und jede andere Behandlung durch ihn ablehnen.

30 Mein Arzt will, dass ich an einer »klinischen Studie« teilnehme. Was ist das? Soll ich mitmachen?

Klinische Studien sind – ganz allgemein – Vergleichsuntersuchungen verschiedener Behandlungsverfahren an Patienten oder gesunden Probanden. Sie sollen Erkenntnisse über die Wirksamkeit und Sicherheit von Medikamenten oder anderen Therapien liefern. Bei richtigem Studiendesign erfüllen sie diesen Zweck sogar. Klinische Studien sind unerlässlich für den medizinischen Fortschritt. Die Bezeichnung »klinisch« drückt aus, dass die Studie im Rahmen einer tatsächlichen Behandlungssituation mit kranken Menschen stattfindet. Was den medizinischen Fortschritt betrifft, ist es wünschenswert, dass möglichst viele Menschen bereit sind, sich an solchen Studien zu beteiligen. Grundsätzlich also sollten Sie eine Teilnahme wohlwollend erwägen. Andererseits gibt es auch gute Gründe, eine Teilnahme abzulehnen. Entscheidend ist, was Sie sich von einer Teilnahme versprechen und ob diese eventuell sogar ein Risiko bedeutet.

Fragen Sie sich zuerst nach Ihrer Motivation. Wenn die Hoffnung auf eine letzte Rettung, auf ein »medizinisches Wunder« Sie antreibt, müssen Sie fast zwangsläufig enttäuscht werden. Mit an Sicherheit grenzender Wahrscheinlichkeit wird die Studienbehandlung Sie nicht retten. Können Sie eine solche Enttäuschung verkraften? Wenn die Studie tatsächlich Ihr letzter Strohhalm ist, werfen Sie einen Blick in die Abschnitte → 38: *Meine Krankheit ist unheilbar. Ist diese Studie vielleicht meine letzte Hoffnung?* und → 46: *Sterben müssen.* Geht es Ihnen allerdings darum, den medizinischen Fortschritt uneigennützig zu unterstützen, haben Sie einen guten Grund zur Teilnahme, vielleicht sogar den einzig guten Grund. Allerdings sollten Sie in dem Fall vor einer Zusage unbedingt genau hinschauen, worauf Sie sich einlassen. Die entscheidende Frage ist nämlich: Wie viel *echte* Forschung steckt in der Studie? Wie sinnvoll ist sie? Das zu beurteilen fällt selbst Experten schwer. Welche Frage genau will die Studie beantworten? Was ist im besten Fall die *neue* Erkenntnis der Studie? Was ist das persönliche Interesse Ihres Arztes an ihr? Was haben Sie persönlich davon, wenn Sie an ihr teilnehmen?

Was die Motivation Ihres Arztes angeht, sei gesagt: Persönliche Zahlungen einer Firma an einen Arzt finden in Deutschland nur unter sehr strengen Vorschriften statt. Meist im Rahmen einer vertraglichen Beratungstätigkeit des Arztes für die Firma, beispielsweise für die Mitwirkung bei der Entwicklung eines neuen Medikaments oder für Vortragstätigkeiten. Häufiger erhält eine Klinik oder eine Forschungseinrichtung von der Industrie Geld für einzelne Projekte. Nach beiden Möglichkeiten dürfen Sie Ihren Arzt ruhig fragen. Auf diese Weise sollten Sie an alle Informationen kommen, die Sie für eine aufgeklärte Entscheidung benötigen. Die Crux an klinischen Studien ist das Eigeninteresse von Forschern und

Pharmaunternehmen an den zu erwartenden Ergebnissen. Die jeweiligen Erwartungen und Absichten der Beteiligten beeinflussen naturgemäß die Konzeption und Durchführung der Studie und können so ihre Qualität beeinträchtigen. Dieser Einfluss ist aber mitnichten immer schlecht. In jedem Fall ist er kritisch zu hinterfragen, und Sie als Studienteilnehmer müssen sich seiner möglichen Auswirkungen im Vorhinein bewusst sein. Nur dann können Sie verstehen, worauf Sie sich einlassen.

Das Risiko für Ihre eigene Gesundheit ist bei Teilnahme an einer klinischen Studie meist gering. Die Schutzgesetze und Vorschriften für Studien sind in Deutschland strikt. Sowohl Ärzte als auch die Industrie beachten diese Vorschriften meist penibel. Ganz allgemein kann man sagen: Durch eine Teilnahme an einer zugelassenen Studie hat der Patient keinen Nachteil zu befürchten. Von dieser Regel gibt es aber sicher Ausnahmen. Wo ein Vorteil bestehen kann, muss ja auch die Möglichkeit eines Nachteils bestehen. Tatsächliche Nachteile wird man aber erst im Lauf einer Studie erkennen. Es ist also wichtig, dass Klarheit darüber besteht, was in so einem Fall passiert. Die wissenschaftliche Logik erfordert, dass eine begonnene Studie bis zum geplanten Ende durchgeführt wird. Aus streng wissenschaftlicher Sicht ist das Wohl der Teilnehmer dabei nicht entscheidend. Jede Studie aber ist von einer Ethikkommission zu genehmigen und zu überwachen. Deren Vorgaben erfordern, dass eine Studie abgebrochen wird, wenn sie Patienten mit hinreichender Gewissheit schädigt oder, andersherum, ihnen einen Vorteil vorenthält. Es kann jedoch passieren, dass eine solche

Schädigung eintritt, sie aber aus Sicht der Kommission nicht groß genug ist, einen Abbruch zu rechtfertigen. Als Teilnehmer können Sie natürlich jederzeit selbst das Ende Ihrer Teilnahme erklären. Um den richtigen Zeitpunkt zu erkennen, sind Sie jedoch auf die Ehrlichkeit Ihres Arztes angewiesen.

Fazit: Mit letzter Sicherheit kann auch ein Experte erst im Nachhinein beurteilen, ob eine Studie seriös oder zumindest gut gemeint war. Wenn Sie aber als Patient mit genügend Beharrlichkeit nachfragen, sollten Sie die notwendigen Antworten bekommen, um selbstbestimmt entscheiden zu können. Wenn Ihnen das Ganze trotzdem unklar bleibt: Nehmen Sie einfach nicht teil.

31 Was sind Krankenhauskeime, und wie gefährlich sind sie?

MRSA, VRSA, ESBL, auch bekannt als Methicillin-resistenter Staphylococcus aureus, Vancomycin-resistenter Staph. aureus und Extended Spectrum Beta-Lactamase ... Anfang 2013 ist zudem CRKP (Carbapenem resistente Klebsiella pneumoniae) groß in Mode. Und es werden in den nächsten Jahren noch mehr dieser Vierbuchstaben-Keime hinzukommen. Sie bezeichnen Bakterien (nicht Viren), die sich in Krankenhäusern zu einem besonderen Problem entwickelt haben, weil gegen sie nur der kleinste Teil der gegenwärtig verfügbaren Antibiotika noch wirksam ist. In seltenen Fällen sind die zur Verfügung stehenden Medikamente sogar gänzlich unwirksam.

Die sogenannten Krankenhauskeime sind aus Stämmen langjährig bekannter Bakterien entstanden, die ihren Stoffwechsel bzw. ihren Zellaufbau durch die Konzentration in Krankenhäusern in einer Weise weiterentwickelt haben, die sie gegen Antibiotika unempfindlich macht. Dass sie dies ausgerechnet in Krankenhäusern getan haben und weiterhin tun werden, hat einen einfachen Grund. Für Bakterien ist das Krankenhaus ein Schlaraffenland. Die Wachstumsbedingungen sind ideal: viele immunschwache Menschen auf engstem Raum, viele offene Wunden. Fast nirgendwo sonst gibt es eine größere Bakterienvielfalt. Bakterien pflanzen sich zwar nicht geschlechtlich, also durch Genomrekombination, fort. Trotzdem können sie Geninformationen zum Teil untereinander weitergeben. Auf diese Weise tauschen verschiedene Bakterienstämme beispielsweise den Bauplan für ein Enzym untereinander aus, dessen Einsatz sie gegen Penicillin unempfindlich macht. Zu diesen idealen Fortpflanzungsbedingungen kommt in Krankenhäusern noch die entscheidende letzte Zutat: Selektionsdruck. Die ständige Anwesenheit von Antibiotika aller Art sorgt für den Tod der meisten *nicht*resistenten Bakterien. Das bedeutet einen wesentlichen Vorteil für die anfangs nur sehr wenigen resistenten Keime. Sie sind in der Minderheit und konkurrieren mit ihren »Vorläufermodellen« um Lebensraum und Nahrung, um sich vermehren zu können. Da kommen ihnen die Antibiotika sehr recht, denn die beseitigen die Konkurrenz. Dieser Prozess nennt sich Evolution, und er läuft an allen Kliniken ab. Überspitzt, aber zutreffend könnte man sagen, wir treiben in Krankenhäusern die Evolution der Bakterien im Sinne einer Züchtung voran. Als Patient haben Sie praktisch keine Möglichkeit, vor Ihrem Klinikaufenthalt abzusehen, wo die Keimsituation in dem Moment besonders schlimm ist. Wenn die Intensivstation XY der Klinik Z gerade in der Zeitung steht, dann können Sie davon ausgehen, dass an dieser Klinik besonders intensiv an der Eindämmung der Keime gearbeitet wird. Mit einiger Wahrscheinlichkeit kann man dann annehmen, dass *gerade* diese Klinik aktuell wieder recht sicher ist. Auch die vielfach geforderten Hygieneberichte sind mit Vorsicht zu genießen. Sie haben ähnlich schwache Aussagekraft wie sonstige Qualitätsberichte

(→ 7: *Was ist von medizinischen Rankings und Internetbewertungen zu halten?*). Denn auch im Hinblick auf Infektionen durch Krankenhausaufenthalte (nosokomiale Infektionen), sagt die absolute Höhe der Fallzahl nicht automatisch etwas über die Hygienestandards in einem Haus aus. Behandelt eine Klinik beispielsweise besonders viele immunschwache Intensivpatienten, ist es kaum zu vermeiden, dass dort auch vermehrt Infektionen mit Krankenhauskeimen auftreten. Man muss Hygieneberichte also sehr aufmerksam lesen, um herauszufinden, wie viele solcher Infektionen prozentual auf wie viele Patienten mit welcher Erkrankung entfallen. Das ist umständlich und zeitaufwendig, weswegen entsprechende Berichte der Realität teilweise Wochen bis Monate hinterherhinken.

So weit, so schlecht. Als Patient (und als Arzt) kann man gegen die Evolution wenig ausrichten. Trotzdem ist das kein Anlass zur Panik. Auch unser Immunsystem passt sich ständig an und entwickelt sich weiter. Der Kampf zwischen Keimen und mehrzelligen Lebewesen tobt schon länger, als es Menschen gibt. Am Ende eines jeden Menschenlebens gewinnen immer die Keime und zersetzen uns im Grab.

Und vorher? Es besteht kein Grund zur Sorge, dass uns die Keime alle schon zu Lebzeiten erwischen, weil Antibiotika immer noch funktionieren. Allerdings ist es tatsächlich höchste Zeit, dafür zu sorgen, dass das auch so bleibt. Durch einfachste hygienische Maßnahmen wie Händedesinfektion können wir Bakterien die Chance auf Verbreitung größtenteils nehmen. Bakterien können nämlich weder fliegen noch zaubern. Sie sind auf irgendeine Form des Transports zu unserem Körper angewiesen, um sich dort anzusiedeln. Auch im Krankenhaus ist der mit Abstand häufigste Transportweg die Hand des Arztes bzw. des Krankenpflegers. Diese Weisheit ist fast so alt wie es mittlerweile ein gewisser Ignaz Semmelweis wäre. Der ungarische Gynäkologe hatte 1847 erkannt, dass Todesfälle bei jungen Müttern infolge Kindbettfieber drastisch zurückgingen, seit er (und andere Ärzte) sich zwischen den Entbindungen die Hände desinfizierten. Vor Semmelweis war das tatsächlich nicht üblich. Es brauchte dann auch noch eine ganze Reihe anderer Forscher, bis die Ärzteschaft irgendwann akzeptierte, dass kleine, unsichtbare Keime Krankheiten verursachen können. Erst mal wurde das wild geleugnet. (Eine Ablehnung unkonventioneller Wahrheiten in der Wissenschaft wird heute übrigens als »Semmelweis-Reflex« bezeichnet.) Jedenfalls ist die entscheidende Hygienemaßnahme in jeder Klinik eine regelmäßige Händedesinfektion aller Mitarbeiter mit Patientenkontakt. Natürlich müssen auch alle Betten und Geräte ständig gereinigt werden. Und das werden sie. Die Hände der Behandler bleiben aber am wichtigsten – das gilt auch auf Intensivstationen. Und nur in diesem Zusammenhang haben Sie als Patient eine gewisse Kontrollmöglichkeit: In Ihrem Zimmer, zumindest aber vor Ihrer Zimmertüre, sollte sich ein Spender mit Desinfektionsmittel befinden. Den sollte jeder benutzen, ehe er Sie anfasst. Sie dürfen Ihren Arzt durchaus höflich darauf hinweisen, wenn er es mal vergisst. Ob er nach der Desinfektion allerdings Handschuhe anzieht, bevor er

Ihnen beispielsweise Blut entnimmt, darf Ihnen herzlich egal sein. Unterlässt er es, gefährdet er im Zweifelsfall nur sich selbst.

Wenn Sie als Patient am Nachbarzimmer ein Schild bemerken, dass beispielsweise auf »MRSA« hinweist, kann Ihnen das ebenfalls so egal sein wie der sprichwörtliche kippende Reissack in China. MRSA ist, ebenso wie die meisten anderen Krankenhauskeime, für einen ansonsten gesunden Menschen völlig harmlos. Diese Keime leben wie Tausende andere Bakterienarten friedlich auf vielen menschlichen Schleimhäuten. Erst wenn sie in eine offene Wunde oder in die Lunge eines geschwächten Menschen gelangen, wird es gefährlich. Beiden Eventualitäten kann mit einer Händedesinfektion wirksam vorgebeugt werden. Man muss sie eben nur durchführen.

32 Im Notfall: Bin ich schon einer? Ist die Rettungsstelle eine Alternative, wenn ich wieder keinen Termin in der Praxis bekomme?

Für Notaufnahmen gilt im Besonderen, was für Krankenhäuser im Allgemeinen gesagt wurde: Ihnen ist um jeden Preis fernzubleiben. Sofern Sie noch eine Wahl haben, beißen Sie die Zähne zusammen und sehen Sie lieber fern. Das Fernsehen lenkt Millionen Menschen täglich wirksam von ihrer inneren Leere ab. Also von dem Ort, an dem harmlose Rückenschmerzen schon mal gefühlt lebensbedrohliche Ausmaße annehmen können. Oder machen Sie Yoga. Oder rufen Sie ihren besten Freund an. Am besten aber wäre, Sie hätten Sex. Davon haben die meisten Menschen eh zu wenig.

Notaufnahmen sind zu all dem die erheblich schlechtere Alternative. Notaufnahmen sind Sammelstellen der Glücklosen. Sie bilden eine irdische Zwischenwelt. Hier stranden all jene, denen nicht einmal mehr Fernsehen und Yoga in Momenten tiefer Verzweiflung helfen. Die *Not* in der Notaufnahme ist, anders als anzunehmen, selten akut. Sie ist vielmehr der Endzustand eines Prozesses jahrelanger Verwahrlosung. Das gilt vor allem für Großstädte. Grob geschätzt sind 80 Prozent der *Not*-Patienten Wiederholungstäter, die aus verschiedenen Gründen entweder keine ausreichende hausärztliche Versorgung haben oder durch besondere Lebensumstände regelmäßig in medizinische Betreuung geraten. Meist trifft beides zu. Es sind Obdachlose, Demenzkranke, überforderte Eltern mit ihren Kindern, Alkoholiker, wehrlose Insassen von Pflegeheimen und Heerscharen einsamer Stadtneurotiker. Hinzu kommen Bagatellunfälle aus der Arbeitswelt. Der (echte!) Herzinfarkt und das gebrochene Bein sind die Ausnahmediagnosen in einer Notaufnahme. Aus der Normalverteilung der Notaufnahmenutzer lassen sich folgende gänzlich unbewiesene Gesetzmäßigkeiten ableiten:

- Drei Viertel aller Patienten einer Rettungsstelle sind *gehfähig*. Das heißt, sie stellen sich selbst, ohne Alarmierung des Rettungsdienstes, vor. Von diesen Patienten sind 80 Prozent mit ihrer Lebenssituation überfordert und 15 Prozent vor allem einsam. Fünf Prozent allerdings sind tatsächlich schwer krank, spielen es aber gekonnt herunter.
- Nur rund ein Viertel des gesamten Patientenaufkommens einer Rettungsstelle sind sogenannte *Liegendpatienten*. Sie wurden vom Rettungsdienst eingeliefert. Unter ihnen beläuft sich die Quote der akut Überforderten nur auf ca. 50 Prozent. Rund 25 Prozent von den »Liegenden« sind ernsthaft krank oder verunfallt. Rund 5 Prozent sind akut lebensbedroht. 10 Prozent allerdings suchen die Notaufnahme ohne jeden objektiv erkennbaren Grund auf und verursachen bei Pflegern und Ärztinnen nur ratloses Kopfschütteln oder Verzweiflung. Wer zu lange in einer Notaufnahme arbeitet,

riskiert es, sich seinen Patienten anzugleichen. Wesentliche Unterschiede zwischen Patienten und Behandlern bestehen irgendwann nur noch hinsichtlich der mittleren Schulverweildauer und des Durchschnittspreises der präferierten Rauschmittel. Spätestens nach zehn Jahren regelmäßiger Tätigkeit in der Rettungsstelle sind viele Kollegen geschieden, depressiv und von legalen oder illegalen Betäubungsmitteln abhängig.

Hinter dieser Verteilung steckt einerseits ein strukturelles Problem der Gesundheitsversorgung. Besonders in städtischen Notaufnahmen kommen soziale Probleme noch wesentlich hinzu. Für diejenigen, die von jeder Sprosse der bürgerlichen »Karriereleiter« bis auf die Straße abgerutscht sind, ist die Notaufnahme der Ort, an den sie mangels Alternative immer wieder zum Ausschlafen ihres Rausches gebracht werden.

Eine weitere Ursache ließe sich allerdings schon mit einem Mindestmaß kritischer Selbstbefragung beseitigen. Denn in der Wahrnehmung vieler (gesetzlich) Versicherter scheint die Krankenversicherung zu einer unbeschränkten Befindlichkeitsgarantie bei jeder Art von persönlicher Unzufriedenheit mutiert. Man kann teilweise nur schwer fassen, mit was für Anliegen Patienten sich trauen, in Notaufnahmen vorstellig zu werden. Nachts um drei zur Ausstellung eines Rezeptes für Haarwuchsmittel geweckt zu werden, ist zu viel, wenn man zuvor zwölf Stunden mit knapp 120 Patienten verbracht hat. Insbesondere, wenn rund ein Drittel von ihnen freimütig berichtet, lediglich deswegen in der Notaufnahme zu erscheinen, weil der Hausarzt gerade nicht verfügbar sei. Nehmen Sie es nicht allzu persönlich, wenn Sie sich jetzt ertappt fühlen. Derartiges Verhalten ist auch aus Sicht eines gestressten Notarztes menschlich – und verzeihlich. Eine mutlose Gesundheitspolitik fördert diese Art von Verhalten. Durch sie rächt sich einer der vielen Konstruktionsfehler des gegenwärtigen Systems. Denn dem gesetzlich Versicherten fehlt jede Vorstellung für die Kosten der eigenen Behandlung. Anders als ein Privatversicherter erhält er so gut wie nie eine Rechnung über empfangene Leistungen, deswegen kann er auch kein Gefühl für den Wert der Versicherungsleistung entwickeln. Medizin ist für ihn gefühlt kostenlos und ständig verfügbar. Natürlich spüren die meisten gesetzlich Versicherten jeden Monat schmerzlich den Lohnabzug für die Krankenkasse. Diesen Betrag kann aber niemand ins Verhältnis setzen zu den medizinischen Leistungen, die er eventuell in Anspruch nimmt. Eine Idee von den tatsächlichen Kosten einer Behandlung kann kein Patient entwickeln, solange er die Rechnung über seinen Arztbesuch nicht einmal einsehen kann. Eine Folge ist die (falsche) Annahme vieler Patienten, mit den Krankenkassenbeiträgen eine Gesundheitsflatrate erworben zu haben. Wer so denkt, mag es auch für angemessen halten, sich mit chronischen Rückenschmerzen eben genau dann einmal in der Notaufnahme vorzustellen, wenn es ihm zeitlich passt. Wenn dies um 22 Uhr an einem Sonntag der Fall ist, dann ist es eben so. Welche absurden Kosten er dadurch verursacht, ist ihm nicht bewusst. Ebenso wenig wie die Tatsache, dass er einen Notfallmediziner entweder von der Behandlung eines echten Notfalls abhält oder aber ihm zusätzliche Arbeit verursacht, auf die weder seine knappen Ruhezeiten noch seine Bezahlung ausgelegt sind.

Ähnliches gilt für jene große Patientengruppe, die im heutigen Gesundheitssystem besonders verloren ist: die mit besonderem Gesprächsbedarf (→ 3: *Warum ist mein Arzt so kurz angebunden?*). Hinter vielen Fällen von Herzstechen und hohem Blutdruck steckt nichts anderes als Einsamkeit und Angst. Das war vermutlich immer schon so, aber erst seit wenigen Jahrzehnten steht den Betroffenen die 112 zur Verfügung – und ein gewerblicher Rettungsdienst, der jedermann mit Freuden in die Notaufnahme fährt. Diese unglückliche Kombination bringt auch einen Patiententypus hervor, der eigentlich nichts in der Notaufnahme verloren hat: die alte Dame mit dem elektrischen Blutdruckmesser. Sie wacht nachts öfters auf. Seit dem Tod ihres Mannes plagt sie besonders dann immer wieder innere Unruhe. Auftritt Blutdruckmesser: Die unruhige Dame verkabelt ihren Arm und verbringt die nächsten ein bis zwei Stunden mit der Messung ihres Blutdrucks, der irgendwann natürlich zu hoch ist. Sodann greift die Dame zum Telefon und wählt die 112. Aber die Mitarbeiter der Notaufnahmen haben weder Zeit noch Möglichkeit, das zugrundeliegende Problem der häuslichen Einsamkeit zu beseitigen. Daher sind viele alte Menschen dieses Typus Stammgäste. Einige Notfallärzte plädieren aus diesem Grund übrigens für ein Verbot der Freiverkäuflichkeit von elektrischen Blutdruckmessern.

33 Wieso sind die Wartezeiten in den Notaufnahmen oft so lang? Warum bauen die Krankenhäuser ihre Notaufnahmen nicht einfach aus?

Weil Notaufnahmen nicht konzipiert sind für die Art und Weise, in der sie von Patienten genutzt werden. Ein großer Teil der Patienten, die sich selbst in einer Rettungsstelle vorstellen, wäre bei einem Hausarzt besser aufgehoben. Manchmal auch bei einem Psychologen oder in einer Selbsthilfegruppe.

Theoretisch müsste es dem Krankenhaus aber doch nur recht sein, wenn es mehr Patienten bekommt? Mehr Patienten bedeuten schließlich mehr Umsatz. Warum also nicht einfach die Rettungsstelle ausbauen und mehr Ärztinnen und Pfleger einstellen? Der Gedanke scheint nicht so abwegig. Aber die Vielzahl gegeneinander austarierter Besitzstandsansprüche im System der gesetzlichen Krankenversicherung spottet jeder Vernunft – und Nachvollziehbarkeit. Mit dem Entlohnungssystem von Krankenhausleistungen verhält es sich ähnlich wie mit dem deutschen Steuerrecht. Selbst Experten, sofern sie ehrlich sind, müssen zugeben, dass sie bestenfalls Teilbereiche davon wirklich verstehen. In Gänze ist es leider für einen verstandesgesunden Menschen nicht zu begreifen. Tatsache ist jedenfalls, dass Krankenhäuser für das Behandeln von ambulanten Patienten von den Krankenkassen nicht bezahlt würden. Selbst wenn Krankenhäuser solche Behandlungen billiger anböten als niedergelassene Ärzte: Es existieren entsprechende Vereinbarungen und Gesetze, die diesen Versorgungsbereich exklusiv den Niedergelassenen garantieren. Eine Art Konkurrenzschutz. Ein Krankenhaus bleibt also meist auf den Kosten für solche Notfallpatienten sitzen, die nicht mal ansatzweise ein Notfall sind. Das Paradebeispiel für einen solchen Patienten ist der mittelalte Herr mit ganz plötzlichem Rückenschmerz – seit drei Monaten. Meist wird er mit dem dringenden Wunsch vorstellig, doch sofort mal eine Magnetresonanztomographie (MRT) seiner Wirbelsäule zu erhalten. Er habe aber nur eine halbe Stunde Mittagspause. Man möge sich also bitte beeilen. Ein solches MRT könnte die Klinik sich aber nicht von der gesetzlichen Krankenkasse erstatten lassen. Schon gar nicht könnte sie die Kosten für zusätzliches Personal an die Kasse weiterreichen, die derartige Patienten zuhauf verursachen.

Vielleicht wenden Sie als Patient nun ein: »Aber in einer Praxis bekomme ich gar keinen Termin. Oder jedenfalls erst in drei Monaten! Es gibt einfach zu wenig Hausärzte. Da muss das Krankenhaus doch in die Bresche springen!« Falsch gedacht. Auch wenn man etwas anderes vermuten möchte: Das deutsche Versicherungssystem ist nicht in erster Linie darauf ausgerichtet, seinen Versicherten zu dienen, sondern das Einkommen der vielen medizinischen Dienstleister zu regeln (Ärzte, Kliniken, Orthopädiemechaniker). Die Folge ist, dass selbst bei einem objektiv bestehenden Mangel, beispielsweise an niedergelassenen Ärzten, das Krankenhaus keinesfalls so einfach in die Bresche springen darf. Um als Vertreter von Praxisärzten fungieren zu dürfen, benötigt ein Krankenhaus zuvor die Erlaubnis der örtlichen Kassenärztlichen Vereinigung (KV). Die KV ist jedoch die ausschließliche Interessenvertretung der niedergelassenen Ärzte, die mit den Krankenhäusern letztlich um denselben Topf Versichertengelder konkurriert. Sie können sich also vorstellen, dass die Motivation der KV-Verantwortlichen, dem zuzustimmen, begrenzt ist. Auch die Ärztekammern bekleckern sich in dieser Frage nicht mit Ruhm. Im komplizierten System der sogenannten Bedarfsplanung für die Vergabe von KV-Zulassungen haben sie ein je nach Bundesland mehr oder weniger starkes Mitspracherecht. Auch die Ältesten unter den Ärzten können sich nicht erinnern, dass eine Kammer in dieser Frage je erfolgreich auf eine KV eingewirkt hat. Ein Schelm, wer denkt, dass dabei ein Zusammenhang mit der Tatsache besteht, dass in beiden Organisationen oft die gleichen Personen sitzen.

34 Zu viele und zu teure Untersuchungen tragen bekanntlich zum schleichenden Kollaps des Gesundheitssystems bei. Sind Patienten daran mitschuld?

Lassen Sie sich auf eine kurze Parabel ein: Der Kneipenwirt des *Guten Hirten* will keinen Gast betrunken ans Steuer lassen, er ist ein Mann mit sozialem Gewissen. Guten Gästen zahlt er im Zweifelsfall die Taxifahrt nach Hause. Sie müssen ihn nicht lang darum bitten. Schließlich verdient er auch an ihrer Zecherei. Ökonomie ist dabei aber nur ein Aspekt, er sieht sich vor allem in der Verantwortung. Die Zahl der Bedürftigen ist zudem überschaubar. Seine Bar ist keine Pinte. Nur ein-, vielleicht zweimal die Woche wird eine Taxifahrt fällig.

Wie zu erwarten erfreut sich dieser Service großer Beliebtheit. Die Gäste kommen gerne wieder und empfehlen den *Hirten* im Freundeskreis. Mit der wachsenden Bekanntheit verändert sich aber die Kundschaft. Die Nachricht hat sich verbreitet: Wer im Hirten zecht, kommt für umme nach Hause. So was lässt man sich nicht entgehen. Bald umkreisen Taxifahrer die Kneipe wie Geier das sterbende Gnu. Jeden Abend ist ein gutes Geschäft zu machen. Der Wirt nimmt's gelassen. Als Werbung hatte er seinen Dienst zwar nicht geplant, aber der Umsatz steigt schneller als die Taxikosten. Er kann seinen Bierpreis um zehn Prozent anheben und holt die Taxikosten damit eh wieder rein. Der Großteil der Kundschaft nimmt noch murrend hin, dass sie alle für das Abgreifverhalten einer Minderheit unter ihnen zahlen müssen. Vier Wochen später aber kippt die Lage. Drei von vier Gästen verlangen nun abends nach einer Taxe. Für den Fall weiterer Preisaufschläge haben sie vorsorglich angekündigt, zukünftig nebenan im *Schwyzer Stübli* zu trinken. Da werde man zwar nicht gefahren, aber die Preise seien deutlich moderater. Ein Verzicht auf die Taxidienste komme aber keinesfalls in Frage. Die Fahrten stünden ihnen als guten Gästen ja zu. Vorzugskonditionen der Taxiinnung halten den Wirt noch einige Zeit über Wasser. Schließlich wird es eng und dem Wirt zu viel. Nach einem rätselhaften Brand im *Hirten* nutzt er die Gelegenheit und kauft sich mit der Versicherungsprämie als stiller Teilhaber im *Schwyzer Stübli* ein.

Absurd das Ganze, oder? Schließlich kämen wohl die wenigsten Zecher auf den Gedanken, ihrem Wirt die Taxirechnung zu überreichen. Und es ist nicht Aufgabe des Wirtes, die Taxikosten seiner Kunden zu übernehmen, schlechtes Gewissen hin oder her. Alle Beteiligten stimmen wohl darin überein, dass jeder einzelne Verantwortung dafür trägt, wie er in betrunkenem Zustand nach Hause kommt. Schlimmstenfalls muss man eben laufen. Man sollte meinen, für die Inanspruchnahme einer Krankenversicherung gilt das Gleiche. Sie soll den Kranken vor den potentiell vernichtenden Folgen seiner Behandlungsbedürftigkeit schützen, egal ob arm oder reich. Im Verständnis vieler Versicherter scheint sie aber eine Art

Freifahrschein für die Nutzung des Gesundheitssystems. Die folgende Episode beispielsweise ist traurige Realität und leider alles andere als eine Ausnahme:

An einem späten Mittwochabend im November kommt Petra K. (42) in die Rettungsstelle. Es ist kurz nach halb zwölf. Ein Blick in Frau K.s schreckgeweitete Augen überzeugt auch den flüchtigen Betrachter: Sie meint es ernst. Rotgeschwollene Wangen und ein ungesundes Pfeifen beim Atmen geben ihr jeden Anlass dazu. Auch die aufnehmende Schwester ist sofort überzeugt. Frau K. ist ein Notfall, und das in mehrfacher Hinsicht. Offenbar wurde ihre Frisur jüngst Opfer eines Chemieunfalls. Andere Erklärungen für die auberginefarbenen Haarsträhnen scheinen kaum möglich. Die feuerrote Kopfhaut komplettiert die Blickdiagnose. Dank der geistesgegenwärtigen Krankenschwester der Rettungsstelle erhält Frau K. sofort eine Infusion mit Kortison und zwei Antihistaminika. Die Substanzen unterdrücken ihre schwere allergische Reaktion auf ein Haarfärbemittel. Nur knapp kommt die Patientin um Schlimmeres herum. Der Arzt hatte sich schon die notwendigen Geräte zurechtgelegt, um die Patientin in Narkose zu versetzen und sie künstlich zu beatmen. Wenige Minuten später wäre es notwendig geworden, denn ihre Atemwege wären weiter zugeschwollen und sie hätte ersticken können. Während aber Schreck und Schwellung aus dem Gesicht der Frau K. schwinden, geht der Arzt schon wieder seiner vornehmsten Aufgabe nach: Kodierung und Abrechnung. Dabei verrät ihm der Klinikcomputer, dass die bedauernswerte Frau K. bereits sechs Monate zuvor die Rettungsstelle aufsuchen musste. Sie hatte offenbar mit starkem Juck-reiz und Atemnot auf ein Haarfärbemittel reagiert. Im Computer fand sich auch der damalige Arztbrief. In ihm wurde die Patientin unmissverständlich vor jedem wei-teren Haarefärben gewarnt. Auch wurde ihr empfohlen, einen umfangreichen Allergietest machen zu lassen und sich von einem niedergelassenen Arzt Reservemedika-mente für den Notfall verschreiben zu lassen. Keiner die-ser Ratschläge schien gefruchtet zu haben. Als Frau K. die Rettungsstelle an diesem Abend verlässt, ist sie er-bost. Die Erinnerung an den gleichen Vorfall sechs Mo-nate früher empfindet sie als ungehörige Einmischung in ihr Privatleben. Sich die Haare zu färben sei ihr gutes Recht. Wenn sie dabei gelegentlich allergische Reaktio-nen habe, gebe es schließlich die Rettungsstellen. Dafür sei sie schließlich versichert. Dem Arzt verschlägt es einen Moment lang die Sprache. Er weist die Patientin auf die Tatsache hin, dass sie mit ihrem Leben gespielt und se-henden Auges einen medizinischen Notfall ausgelöst hat.

In den Ohren vieler Versicherter mag ein solches Bei-spiel zynisch klingen. Wem in jungen Jahren beispiels-weise die Diagnose Diabetes gestellt wird, der muss ler-nen, sein Leben ganz der Krankheit anzupassen. Ohne eine Versicherung wäre an Lebensqualität kaum noch zu denken, es wäre gar die finanzielle Existenz bedroht. Gleiches gilt für eine Vielzahl anderer Patienten. Sie ha-ben nachvollziehbar wenig Geduld für Diskussionen über Art und Umfang von Versicherungsleistungen. Vor allem aber wird ihnen jede Frage nach Leistungsbegren-zung und eventuellem Missbrauch schnell wie ein stiller

Vorwurf vorkommen. Die Fragen danach lassen sich entsprechend einfach als Sozialdarwinismus abtun, und das macht eine sachliche Diskussion so schwierig. Trotzdem ist sie überfällig. Die uneinsichtige Dame mit den lila Haaren ist ein Extremfall. Aber sie steht stellvertretend für eine Vielzahl von Benutzern des Ambulanzbetriebs an Krankenhäusern, die Notaufnahmen als 24h-Anlaufstelle für absehbare (und vermeidbare!) Störungen ihrer Befindlichkeit missbrauchen.

Ganz klar: Wer an einer Krankheit leidet, soll auf Kosten der Solidargemeinschaft Hilfe erhalten, ungeachtet der Ursache und des Ausmaßes. Nur eine Minderheit von Ärzten, Versicherten oder Kassenvertretern dürfte diese Grundübereinkunft ablehnen. Streit bricht aber regelmäßig darüber aus, welche Kosten diese Hilfe verursachen darf und vor allem, welcher Umfang an Hilfe angemessen ist. Was angemessen ist, darüber vermeiden es Politik und Ärzteschaft öffentlich zu sprechen, denn das Thema ist ein Minenfeld. Stellvertretend für die Frage nach dem »Was sollen wir eigentlich bezahlen?« wird also diskutiert: »Wie viel darf das alles kosten?« Eine überfällige Einschränkung des Umfangs von ambulanten (oder Notfall-)Behandlungen wird in der öffentlichen Wahrnehmung mit Leistungskürzung übersetzt. Die ist politisch tabu für jeden, der noch etwas werden will, löst sie doch reflexartige Gegenwehr fast aller medizinischen Interessengruppen aus. Unausgereifte Vorschläge wie beispielsweise die Rationierung von Hüftprothesen auf Patienten unter 80 Jahren liefern dem nur Munition. Sie lassen zudem erkennen, dass der Vorschlagende das eigentliche Problem nicht erkannt hat. Denn es sind die vermeidbaren Kosten der ebenso vermeidbaren Behandlungen, die das Krankenversicherungssystem über Gebühr belasten. Eine sachliche Debatte über Art und Umfang der Krankenversicherungsleistung ist überfällig. So politisch unkorrekt die Tatsache sein mag, man kommt nicht daran vorbei: Die Krankenversicherung ist zu einem umfassenden Kostenträger der Folgen unseres Überkonsums geworden. Wir müssen zwangsläufig die Frage stellen, für wie viel Bequemlichkeit des Einzelnen die Allgemeinheit aufkommen will – oder muss.

Ein offenes Geheimnis unter deutschen Hausärzten ist: Ihr Durchschnittspatient ist über 60 Jahre alt und vor allem zu dick. Er oder sie leidet an hohem Blutdruck, überhöhten Blutfetten und den unmittelbaren Folgen Diabetes, Herzkrankheit und Gelenkbeschwerden. Dieser Patient nimmt drei Tabletten täglich: Einen Blutdrucksenker (z.B. Sartane, ca. 10 Euro im Monat), einen Fettsenker (z.B. Statine, ca. 12 Euro im Monat) und einen Gerinnungshemmer (z.B. ASS, ca. 2 Euro im Monat). Das macht pro Patient 24 Euro im Monat. Bei konservativ geschätzten zwei Millionen solcher Durchschnittspatienten entstehen Kosten von über einer halben Milliarde Euro pro Jahr. Arzthonorare sind dabei noch unberücksichtigt. Die Einnahme dieser drei Medikamente ist für den Verwender von erwiesenem Nutzen, sie erhöhen seine Lebenserwartung. Ärzte sprechen von einem ›prognostic benefit‹. Mit einem auf diese Weise verlängerten Leben setzt er seine Patientenkarriere natürlich fort, macht also weiter wie gehabt. Ist genug Zeit verstrichen, bricht irgendein Teil seines Körpers trotzdem eines Tages unter der Völlerei zusammen; meist sind es die Gefäße, Herz und Bauchspeicheldrüse. Mit Arteriosklerose, Herzinfarkt und Diabetes geht es dann über den Facharzt ins Krankenhaus. Mit etwas Pech folgen andauernde Dialyse und / oder neue Gelenke.

Dieser Zusammenhang ist unbestritten und im Grunde trivial. Stark verkürzt kann man sagen, dass unsere Gesundheitskosten zu einem erheblichen Teil den Folgeschäden unseres Wohlstandes geschuldet sind: Trägheit, Fettleibigkeit und übermäßiger Konsum. Sie sind schlicht vermeidbar. Aber sie zu vermeiden wäre unbequem. Kaum jemand ist motiviert, sich dieser Anstrengung zu unterziehen. Um den genannten Patientenpool tobt der ewige Verteilungskampf von Ärzteschaft, Industrie und Politik. Keine Gruppe kann es sich leisten, diese Klientel zu verlieren. Für steigende Kosten machen die Akteure gern die jeweils anderen Gruppen verantwortlich: Ärzte betonen die Pharmakosten, Politiker die Ärztehonorare usw. Niemand käme auf den Gedanken, von Patienten einen verantwortungsvollen Umgang mit der eigenen Gesundheit und dem Geld der Solidargemeinschaft einzufordern.

Freilich appellieren die Krankenkassen mit diversen Plakatkampagnen an ihre Versicherten, sich doch bitte mehr zu bewegen. Stärkeren Druck auszuüben sind sie aber nicht berechtigt. Man stelle sich einmal vor, welcher Aufschrei durch die Republik ginge, wenn Krankenkassen beispielsweise die regelmäßige Teilnahme an Sportprogrammen zur Voraussetzung einer Kostenübernahme beispielsweise für Blutdruckmedikamente machten. Dabei ist die Frage naheliegend: Aus welchem Grund zahlt eine Krankenkasse kommentarlos die Betablocker für einen krankhaft übergewichtigen, aber ansonsten gesunden Patienten? Niemand, dem an seinem Posten liegt, würde diese Frage laut stellen. Er würde nicht mehr gewählt (Politiker), könnte keine Honorare mehr abrechnen (Ärzte), keinen Umsatz mehr machen (Pharmaindustrie) oder Beiträge erheben (Krankenversicherung). Der bewiesene Zusammenhang zwischen unserem Konsumverschleiß und der unkontrollierbaren Kostensteigerung führt nicht zum naheliegendsten Vorschlag: Eine Versicherung darf nicht länger für Absehbares zahlen. Es liegt in der Eigenverantwortung des Einzelnen, erwartbare Schäden zu vermeiden oder sie mitzutragen. Mit der Einforderung von Eigenverantwortung ist es aber so eine Sache in Deutschland, sie hat einen schlechten Ruf. Sie wird schnell als Euphemismus für soziale Kälte diffamiert. Im Sperrfeuer der Ideologien ist keine konstruktive Debatte darüber möglich.

Gedeckt von politischer Korrektheit und Besitzstandswahrung der Profiteure ist es zur Selbstverständlichkeit geworden, dass die Krankenversicherung die Reparaturkosten für gesundheitsschädliche Lebensstile aller Art trägt. Folgekosten der eigenen Trägheit und der Unlust zur Gesunderhaltung werden somit der Allgemeinheit aufs Auge gedrückt. Schließlich hat man jahrelang Beiträge gezahlt. Hier rächt sich auch, dass dem gesetzlich Versicherten jede Vorstellung für die Kosten der eigenen Behandlung fehlt. Jede Forderung nach angemessener Beteiligung an den Leistungen löst Entrüstung aus, Erhöhungen der Krankenkassenprämien sowieso. Diese Haltung ist eine Form von Realitätsverweigerung. Es ist allzu menschlich und überaus bequem, die Folgen eigener Bewegungsunlust mit einer einfachen Pille beseitigen zu wollen. Keine Anstrengungen beim Sport, keine Rechnung vom Arzt. Es ist bekannt, dass dieser liebgewonnene Luxus nicht mehr bezahlbar ist. Der Bankrott unseres sogenannten Gesundheitssystems ist eingetreten. Mit permanenten Beitragserhöhungen werden seine Trümmer über die Wahlrunden gerettet.

35 Sagt mein Arzt mir die Wahrheit über meinen Zustand?

Geben Sie es zu, Sie haben regelmäßig *General Hospital* gesehen. Oder *Für alle Fälle Stefanie*. »Wie lange habe ich noch zu leben, Herr Doktor? Sagen Sie mir die Wahrheit!« So insistiert eine strahlende Schönheit mit großen Augen. Ihr Gesicht strotzt vor Gesundheit und Lebenskraft. Sie und der Herr Doktor schauen sich tief und schweigend in die Augen. Die Atmosphäre verheißt alles Mögliche – aber keinen baldigen Tod. Abblende. Werbepause.

In der Realität verlaufen solche Situationen weit weniger theatralisch. Wie viele einschneidende Lebensereignisse kommen sie fast banal daher. Plötzlich sind sie da, ganz still und leise. Patienten, die gerade eine schlimme Diagnose oder eine schlechte Prognose erhalten haben, neigen zur sofortigen Verdrängung. Als hätten sie nicht gehört, was gerade gesagt wurde. Spontane Tränen sind die Ausnahme, die Schockstarre löst sich oft erst Stunden oder Tage später. Erst dann setzt das Begreifen ein. Das vorangegangene Gespräch wirkt surreal. In den meisten Fällen kommen »Todesbotschaften« für die Betroffenen zudem nicht sehr überraschend. Meist trifft die Botschaft einen älteren Menschen, der seit vielen Wochen eine deutliche und fortschreitende Verschlechterung seines Gesundheitszustands an sich bemerkt. Was Ärzte als *B-Sympto-*

matik bezeichnen, fällt auch dem Laien an sich auf: Unerklärlicher Gewichtsverlust in kurzer Zeit, Appetitlosigkeit, starke Abgeschlagenheit, eventuell Nachtschweiß. Wenn Sie als Mittvierziger jetzt eine Panikattacke entwickeln, reißen Sie sich zusammen! Sie haben kein fortgeschrittenes Krebsleiden, das ist Ihre ganz normale Hypochondrie. Gepaart mit einem womöglich ungesunden Lebensstil kann sie erschreckend ähnliche Symptome hervorrufen. Es ist trotzdem kein Krebs. Ganz sicher. Das garantiere ich, obwohl wir uns noch nie gesehen haben.

Ein Mensch mit den genannten Symptomen stellt sich meist schon mit Befürchtungen im Krankenhaus vor. Die böse Diagnose trifft ihn dann als erwartete Bestätigung – weniger hart macht es sie darum aber nicht. Das Überbringen von schlechten Nachrichten ist für keinen Arzt pure Routine. Manchen Kollegen gehen diese Momente auch nach langen Berufsjahren nahe.

Ist eine schwerwiegende Diagnose hinreichend sicher, wird ein Arzt das Patientengespräch trotzdem nicht unnötig hinauszögern. Wenn er erfahren ist, wird er sich gewisse Gesprächsroutinen zurechtgelegt haben. Nicht aus Gleichgültigkeit oder Abstumpfung, sondern um sich selbst in diesem Moment etwas »Normalität« und Abstand durch vertraute Abläufe zu geben. Verfügt der Arzt über ein Mindestmaß an Empathie, wird er diese Routinen aber so anpassen, dass sie seinem Patienten nicht wie Floskeln erscheinen.

Wie bei allen Behandlungssituationen sind auch bei schwerwiegenden Mitteilungen die Verstehensfähigkeit und der Wille des Patienten ausschlaggebend für den

Arzt. Der Patient muss also sowohl ausreichend Verstand haben als auch in der nötigen körperlichen und seelischen Verfassung sein, das Mitgeteilte zu verstehen. Beides zutreffend zu beurteilen, gehört zu den echten Herausforderungen des Berufs. Auch einen nicht mehr ganz zurechnungsfähigen Patienten hat der Arzt so aufzuklären, dass der seine Lage und seine Optionen versteht. Der Patient muss eine aufgeklärte Entscheidung treffen können. Und es ist die Aufgabe des Arztes sicherzustellen, dass der Patient alles verstanden hat – nicht umgekehrt. Meist liegt es nicht am mangelnden Verstand des Patienten, wenn es Missverständnisse gibt. Eher fällt es einigen Ärzten schwer, die richtigen Worte zu finden, um sich ihrem Patienten verständlich zu machen. Wirft ein Arzt nämlich vor dem Patienten mit Fachbegriffen um sich, zeugt das nicht von Kompetenz, sondern von der Unfähigkeit, sich auf die Begriffswelt des Patienten einzustellen.

Arzt: »Ihre Resignation kann ich nicht nachvollziehen, Herr Krömer, ich hatte Ihnen das doch vorher erklärt: Nach Resektion des Pylorus müssen Sie in limitiertem Umfang mit einem gewissen Dumping-Syndrom rechnen.«
Herr Krömer: »?«
Der Arzt schaut selbstzufrieden, in seinem Blick ein leichter Vorwurf. Herr Krömer verlässt betreten den Raum.

Wenn Sie sich als Patient nach einem solchen Gespräch dumm vorkommen, dann ist Ihr Arzt gescheitert, nicht

Sie. Meist liegt es aber gar nicht an der gestelzten Wortwahl eines Arztes, wenn ein Patient nichts versteht. Viel häufiger sind es die Angst, Verwirrung und Schockstarre. Alle Intelligenz ist nutzlos ohne ausreichend klaren Kopf. Erstaunlich vielen Menschen ist dieser Zustand gar nicht anzusehen. Scheinbar über das Rückenmark führen sie das Gespräch nahtlos weiter, ohne jede Erschütterung in dem Moment, wenn die Bombe platzt. Auch hier ist es der Arzt, der dafür haftet, dass sein Patient einen ausreichend klaren Kopf hat. Entweder, indem er seinem Patienten hilft, wieder zu sich zu finden, oder ihm genug Zeit gibt, das selbst zu tun. So etwas kann zwei oder mehr Gespräche an verschiedenen Tagen notwendig machen.

Was den Umfang der Auskunft angeht, könnte die Lage klarer kaum sein. Einem geschäftsfähigen Patienten gegenüber, der ausdrücklich Auskunft verlangt, darf der Arzt nichts wissentlich verschweigen oder gar lügen. Auch ein möglicherweise bestehendes gerichtlich bestelltes Betreuungsverhältnis ändert hieran nichts. Prinzipiell gilt: Ein Patient hat, unabhängig vom Alter oder sonstigen Faktoren, Anspruch auf alle Informationen zu seinem Gesundheitszustand, die er aus objektiver Sicht geistig und seelisch in der Lage ist zu verarbeiten.

Lügen sind grundsätzlich auch nicht mit Begründungen wie »Ich wollte die Patientin vor sich selbst schützen« zu rechtfertigen. Eine solche Schutzbedürftigkeit muss vom Arzt objektiv gesehen werden und begründet sein. Es müssen Gründe zu der Annahme bestehen, dass eine bestimmte Information tatsächlich eine unmittelbare Gefahr für den Patienten bedeutet. Ein solcher

Fall kann vorliegen, wenn der Arzt beispielsweise hinreichend Grund zu der Annahme hat, dass eine Patientin sich selbst töten würde, wenn er ihr mitteilte, dass sie eine HIV-Infektion hat. In einem solchen Fall aber ist es selbstverständliche Pflicht des Arztes, Sorge zu tragen, dass diese Gefahr gebannt wird und die Patientin anschließend die Information erhält. Das ist in der Praxis genauso schwer umzusetzen wie es hier klingt. Maßgeblich für den Umfang der Auskunft ist immer der Wille des Patienten. Gesetz und Gerichte gestatten Ärzten nicht, grundlos Fakten zu verschweigen. Aber auch nicht, der Patientin Fakten aufzudrängen, die sie nicht wissen möchte. Das nennt sich Recht auf Nichtwissen.

»Frau Doktor!«, Ehemann Schulz schaut energisch,
»Meine Frau und ich wollen jetzt unbedingt wissen,
ob sie an dieser Bluterkrankung leidet. Geben Sie
uns endlich das Ergebnis. Ist doch so, Schatzi?!«
Beim letzten Wort wendet er kurz den Kopf zu
seiner Frau. Die sitzt mit leerem Blick auf dem Stuhl
neben ihm, einen Fuß breit weiter hinten im Raum.
»Ich ... weiß nicht. Wohl schon, ja«. Unverändert
leerer Blick. Ehemann Schulz immer angespannter.
Man könnte meinen, er springt jede Sekunde vom
Stuhl auf.

Wenn die Ärztin sich in einer solchen Situation unter Druck setzen lässt, kann das herbe Konsequenzen haben. Frau Schulz ist offenbar nicht überzeugt, dass sie die Auskunft haben möchte. Der Wille des Mannes hat für die

Ärztin belanglos zu sein. Es zählt allein, was Frau Schulz wissen möchte. Wenn die Ärztin in diesem Beispiel der Patientin auf Drängen des Mannes den Befund ungefragt mitteilt, ist das Unrecht. Ihre erste Sorge sollte der Patientin und deren Wünschen gelten, und sie ist eventuell haftbar, wenn die Patientin sich später entschließt, auf Schmerzensgeld zu klagen. Im Zusammenhang mit prädiktiver Gendiagnostik (mit der Voraussagen über zukünftige Erkrankungswahrscheinlichkeiten gemacht werden können) ist dieses Recht auf Nicht-wissen-Müssen sogar strafgesetzlich geschützt. Die wachsende Zahl möglicher Genuntersuchungen lässt diesen Schutz sinnvoll erscheinen. Beispielsweise können im Rahmen einer vorgeburtlichen Genuntersuchung auf Trisomie 21 (Down-Syndrom) Nebenbefunde anfallen, die nichts mit der eigentlichen Fragestellung zu tun haben. Unter den Nebenbefunden können durchaus Ergebnisse sein, die ähnlich weitreichend oder sogar schwerwiegender sind als die Frage nach dem Down-Syndrom. Solange die Eltern eingangs aber gar nicht nach solchen Ergebnissen gefragt hatten, darf der Arzt sie ihnen nicht ungefragt mitteilen.

Umfassend ist auch der Anspruch des Patienten, was die vorherige Aufklärung über mögliche Risiken einer Behandlung angeht. Die engsten Freunde der Ärzte, die Gerichte, postulieren eine Aufklärungspflicht bei Operationen bis zu einer Risikowahrscheinlichkeit von 1 : 100 000. Vor einer Operation muss Ihr Arzt Sie also ausdrücklich auf alle Risiken hinweisen, die noch mit dieser Wahrscheinlichkeit eintreten können. Eine unglaublich praxisnahe Anforderung.

Aus dieser klaren Haltung der Gerichte folgt: Das Selbstbestimmungsrecht der Patientin ist für den Arzt in jeder Situation handlungsleitend. Eine paternalistische Medizin, in der Ärzte in Abwesenheit des Patienten oder über seinen Kopf hinweg Entscheidungen fällen, findet in deutschen Krankenhäusern nicht mehr statt.

36 Warum ist mein Arztbrief so verklausuliert?

Der Arztbrief heißt Arztbrief, weil er von einem Arzt geschrieben und an einen Arzt gerichtet ist. Auch wenn er »Entlassungsbrief« genannt wird, ändert das nichts an Adressat und intendiertem Empfänger. Sie als Patient sollen vom Verständnis des Briefinhaltes zwar nicht ausgeschlossen werden, aber Sie sind eben auch nicht ausdrücklich eingeschlossen.

Völlig unabhängig davon, wie der Brief heißt, ist es Ihr Recht, umfassend über Ihren Krankenhausaufenthalt informiert zu sein. Der Arzt- bzw. Entlassungsbrief ist dazu allerdings nicht das geeignete Kommunikationsmittel. Was in dem Brief steht, hat Ihnen der Verfasser im Idealfall schon vorher erklärt. Beim Schreiben richtet er sich dann aus Gründen der Zweckmäßigkeit direkt an seinen Kollegen und bedient sich dabei regelhaft einiger Fachphrasen und Abkürzungen, um die Schreibarbeit zu verringern und Eindeutigkeit sicherzustellen.

Die gängigen Phrasen der Arztbriefe sind in verschiedenen Nachschlagewerken und natürlich dem Internet erläutert. Wenn Sie nach deren Konsultation noch Fragen haben, wenden Sie sich unbedingt an Ihren Arzt, denn eine Falschinterpretation eigener Internetrecherchen kann Sie den Nachtschlaf kosten (→ 2: *Soll ich meine Diagnose googeln?*).

37 Krebs. Wie lange habe ich noch?

Nur für sehr wenige Krebsarten gibt es bisher echte Heilungsmethoden. Meistens kann man allein die Symptome behandeln oder das Tumorwachstum eine Zeit lang aufhalten. Wenn Sie sich bewusst machen, dass ein Krebstumor von einer einzelnen Körperzelle ausgeht, wird deutlich, wie mittelalterlich unsere Therapien noch sind. So ist die chirurgische »Entfernung« eines bösartigen Tumors eigentlich nur ein Herausschneiden seiner mit dem bloßen Auge sichtbaren Anteile. Aus diesem Grund lassen Chirurgen stets einen Sicherheitsabstand um den Tumor und schneiden augenscheinlich gesundes Gewebe mit heraus. In aller Regel bleiben aber trotzdem einzelne Krebszellen zurück, ohne dass der Chirurg dies verhindern könnte. Glücklicherweise entwickeln sich aus diesen Krebszellen nicht notwendigerweise neue Tumoren. Oft aber leider doch.

Auch das Behandlungsprinzip der Onkologen – also der internistischen Krebsspezialisten – ist nicht eleganter als das der Chirurgen. Eine Chemotherapie ist vergleichbar mit einem Flächenbombardement. Über den Blutkreislauf werden dem gesamten Körper Medikamente verabreicht, die all jene Zellen abtöten, die sich besonders schnell teilen. Das sind zwar in erster Linie Krebszellen, aber beispielsweise auch die Zellen der Haarwurzeln der Kopfhaut. Das erklärt den häufigen Haarausfall. Der

Ansatz des Nuklearmediziners ist kaum geschickter. Er bestrahlt den Tumor beispielsweise durch die Haut mit ionisierenden Strahlen. Das wirkt ähnlich wie eine Chemotherapie: Zellen, die sich schneller teilen als andere, werden so stark geschädigt, dass sie absterben. Am härtesten erwischt es daher das Tumorgewebe. Aber auch die Haut leidet beispielsweise unter verbrennungsähnlichen Erscheinungen.

Etwas Besseres als das, was diese Spezialisten anzubieten haben, gibt es bisher schlicht nicht. Man darf aber echte Hoffnung haben, denn die Immunologie hat in den letzten Jahren vielversprechende Forschungsergebnisse geliefert. Bei einigen Krebsformen ist es gelungen, spezialisierte Immunzellen auf einen Krebstumor abzurichten und ihn damit vollständig zu beseitigen. Freilich kann auch nach vollständiger Beseitigung kurze Zeit später erneut ein Tumor ähnlichen Ursprungs entstehen. Die eigentliche Krebsursache besteht aus einer Mischung aus »allgemeinem Zellverschleiß«, schädlichen Umwelteinflüssen und mangelnder Immunreaktion. Derzeit sieht es daher so aus, als würden die Krebsmedikamente der näheren Zukunft regelmäßige Wiederholungen einer erfolgreichen Behandlung erforderlich machen, dabei aber hoffentlich eine deutlich bessere Lebensqualität bieten als die bisherigen. Ein bisschen also wie eine Dialyse bei Nierenschädigung. In fernerer Zukunft ist es sogar denkbar, durch eine Manipulation an der grundlegenden Regenerationsfähigkeit der Körperzellen und am Immunsystem eine dauerhafte Krebsunterdrückung oder -verzögerung zu erreichen.

Die Gegenwart der Krebstherapie ist hingegen leider oft ernüchternder. Schönfärberei hilft da nicht, Fatalismus aber auch nicht. Für viele Krebsdiagnosen gilt: Man stirbt kaum an ihnen, sondern mit ihnen, dies ist z. B. der Fall bei Prostatakrebs im fortgeschrittenen Alter (→ 44: *Kann ich meine Angehörigen vor unangenehmen Wahrheiten schützen?*).

Eine einigermaßen realistische Prognose ist im Moment der ersten Diagnosestellung noch nicht möglich, denn bei jeder Krebsform kommt es für eine brauchbare Prognose auf eine Vielzahl individueller Details an. Wo exakt sitzt der Tumor? Welche räumliche Ausdehnung hat er? Beide Angaben müssen im Zweifelsfall auf einige Millimeter genau sein. Gibt es Fernmetastasen oder einen Lymphknotenbefall? Und dies sind nur die Basisangaben, aus denen sich die sogenannte TNM-Klassifikation ergibt (Internationale Klassifikation bösartiger Tumoren; T = Tumor-, N = Lymphkhknoten-, M = Metastasenstadium). Zu der TNM-Klassifikation eines Tumors kommt noch eine Reihe weiterer prognoserelevanter Faktoren, beispielsweise genaue genetische Eigenschaften einzelner Krebszellen, hinzu. Von all diesen Faktoren hängt ab, ob die Prognose vergleichsweise gut oder schlecht wird.

Die Crux aller Vorhersagen – das gilt für Krebs genauso wie für andere Krankheiten – ist: Überlebensstatistiken berücksichtigen nicht alle Faktoren, die eine Rolle für das individuelle Überleben spielen. Vorhersagen für Ihren persönlichen Einzelfall sind also meist ungenau. Auch wenn man viele Faktoren erfassen kann, wird Ihnen jeder Mathematiker bestätigen, dass man aus einer

Statistik nur sehr begrenzt auf einen Einzelfall schließen kann. Präzise sind Vorhersagen lediglich für die grausamen Fälle weit fortgeschrittener Krebsleiden oder einzelner, besonders aggressiver Krebsformen wie beispielsweise Gallen- und Bauchspeicheldrüsenkrebs. Trotzdem bleibt auch eine solche Prognose letztlich eine persönliche Meinung des Arztes und ist zum Teil nur geraten. Im Idealfall beruht diese Meinung auf profundem Wissen und langjähriger Erfahrung. Ihre Zuverlässigkeit liegt trotzdem nur irgendwo zwischen der eines Wetterberichts und Kaffeesatzleserei. Ja, eine Krebsdiagnose ist (mehr oder minder) große Scheiße. Trotzdem kann der lebensfrohe Arzt, der Ihnen die Diagnose vielleicht eben überbracht hat, schon in fünf Minuten selbst tot unter der Straßenbahn liegen. Der Zufall ist nicht nur zu dem grausam, der gerade eine Krebsdiagnose bekommt.

Fragen Sie beispielsweise mal den Physiker Stephen Hawking, wie lange er nach Meinung seiner Ärzte eigentlich schon tot sein sollte – und wie er diese Zeit genutzt hat. Hawkings behandelnde Neurologen kündigten ihm über Jahrzehnte wiederholt den baldigen Tod infolge ALS an. ALS (Amyotrophische Lateralsklerose) ist nach Meinung von Betroffenen und Ärzten eine überaus hässliche Krankheit. Einige Krebsformen wären ihr sogar noch vorzuziehen. Bei ALS hören die sogenannten Motoneuronen des Rückenmarks auf, notwendige Steuerimpulse der Skelettmuskulatur zu übertragen. Die Patienten verlieren nach und nach die Fähigkeit, Arm-, Bein- und andere Muskeln zu bewegen, und sind auf einen Rollstuhl angewiesen. Im späteren Krankheitsstadium führt die fortschreitende Muskelschwächung zu starker Behinderung der Atmung und häufigem Verschlucken. Die Folge sind Atemlähmungen oder tödliche Lungenentzündungen. Die Fachliteratur sagt eine durchschnittliche Überlebensdauer nach ALS-Diagnose von 25 Monaten voraus. Professor Hawking sollte demnach bereits seit 1963 tot sein. Stattdessen erfreut er sich bis heute an wechselnden Lebenspartnerinnen und die Welt mit brillanten Theorien zur Quantenkosmologie. Das Ganze nahezu vollständig gelähmt in einem Rollstuhl und ohne eigene Sprachfähigkeiten.

Das alles ist wenig tröstlich, wenn Sie kürzlich eine Krebsdiagnose hinnehmen mussten. Aber versuchen Sie, Ihre eigene Lage mal in Relation zu rücken. Ich musste als Arzt einmal danebenstehen, als eine 24-Jährige den Tod vor Augen hatte. Sie war beeindruckend intelligent und nicht minder sympathisch. Ihre sechsjährige Tochter stand neben mir am Krankenbett ihrer Mutter und versuchte, deren Versprechungen zu glauben. Dass das Leben schön sein wird. Dass sie eines Tages nicht mehr traurig sein muss. Dass sie Mama irgendwann wiedersehen wird. An einen Gott glaubte ich schon damals nicht, verflucht hab ich ihn trotzdem. Mein eigenes Schicksal allerdings betrachte ich seitdem mit einer gewissen Demut und versuche, dem Moment meiner eigenen Krebsdiagnose mit Gelassenheit entgegenzusehen. Angst habe ich trotzdem davor.

38 Meine Krankheit ist unheilbar. Ist diese Studie vielleicht meine letzte Hoffnung?

In der Geschichte der Medizin sind Beispiele für revolutionäre Medikamente äußerst selten; die bekanntesten dürften das Penicillin und das Insulin sein.

Die Entdeckung des Insulins ist in mehrfacher Hinsicht ungewöhnlich für die medizinische Forschung: Dem Studenten Charles Best gelang es 1921 als Mitarbeiter des Arztes Frederick Grant Banting erstmals, das Insulin aus der Bauchspeicheldrüse eines Schweins zu isolieren. Für die Leistung seines Mitarbeiters erhielt Banting 1923 zusammen mit dem Physiologen Macleod den Nobelpreis und später die britische Ritterwürde. Gegen den Protest von Banting übrigens sollte Best gänzlich leer ausgehen. Banting gab einen Teil seines Preisgeldes daher an Best weiter. Macleod tat seinerseits das Gleiche bei einem seiner Mitarbeiter. Diese menschliche Leistung der beiden Forscher findet in der Geschichte der Medizin ebenso wenige Vergleiche wie das Ausmaß ihrer Entdeckungen. In den meisten Fällen nämlich wurden wirksame Medikamente nur im Laufe jahrzehntelanger Forschungsprozesse und in einer Vielzahl kleiner Schritte entwickelt und verbessert. Da jedes Medikament bereits jahrelang untersucht worden ist, bevor es in eine klinische Studie geht, kann man eine solche Wunderwirkung heute also leider ausschließen. Egal, wie revolutionär die Studie Ihnen erscheinen mag. Egal, wie viel Hoffnung man Ihnen macht. Außerdem würde eine Studie, die für die Teilnehmer den Unterschied zwischen Leben und Tod ausmachen könnte, in Deutschland von vornherein nicht durchgeführt werden.

Im Extremfall wird eine völlig neue Behandlungsform mit *watchful waiting* (= nichts tun) verglichen. Nehmen wir in einem brutalen Beispiel an, ein Patient leidet an einem fortgeschrittenen Krebs der Gallenblase. Der Arzt prognostiziert ihm noch etwa zwölf Monate Lebenszeit. Man kann weder operieren noch steht ein nennenswert wirksames Medikament zur Verfügung. In dieser Situation bittet man den Patienten um die Teilnahme an einer Studie, in der er ein Medikament erhält, das eventuell gegen den Krebs wirksam ist. Um in Deutschland *überhaupt* gestattet zu werden, muss eine klinische Studie von einer Ethikkommission zugelassen sein. Eine ethische Grundanforderung ist, dass dem Patienten mit hinreichender Sicherheit kein potentiell entscheidender Vorteil vorenthalten wird. Daraus folgt: Wenn vor der Studie hinreichender Grund zur Annahme besteht, dass nur das Studienmedikament ihn retten kann, würde er ein verfügbares Medikament sowieso erhalten *müssen*. Im Rahmen einer klinischen Studie dürfte lediglich untersucht werden, wie genau (Dosis, Zeitraum, Kombination) das Medikament idealerweise verabreicht werden sollte.

39 Was taugt eine Patientenverfügung?

In den meisten Fällen leider erschreckend wenig. Nicht deshalb, weil sie von Ärzten ignoriert würde. Sondern weil die meisten dieser Dokumente medizinisch ungenügend sind. Nicht ausreichend präzise, zudem weitschweifig und widersprüchlich.

Eine gute Patientenverfügung gehört mit zum Wichtigsten, was Sie für sich und Ihre Angehörigen tun können. Sie ist im Zweifelsfall sogar wichtiger als alle anderen Testamente. Völlig unabhängig von Ihrem derzeitigen Alter und Ihrem Gesundheitszustand: Machen Sie sich die Mühe, eine *brauchbare* Verfügung zu erstellen.

Warum? Niemand macht sich gern bewusst, dass er eines Tages hilflos in einem Bett liegen könnte, unfähig, die eigene Meinung zu äußern. Überall Schläuche, voller Angst und Schmerzen. Eine Horrorvorstellung. Das Leben scheint zu kurz, auf solche Gedanken Zeit zu verwenden. Erst recht, wenn man bisher gut damit gefahren ist, die Dinge auf sich zukommen zu lassen. Je mehr Sie das Leben lieben, umso wichtiger kann eine brauchbare Verfügung werden. Dieser Moment kann schlagartig kommen, je älter Sie werden, umso wahrscheinlicher. Der Tod kommt zwar zu jedem und behandelt alle gleich. Aber seine kleine Schwester, das Sterben, ist ein launisches Biest. Manchen erwischt sie friedlich im Schlaf. Oder streckt ihn schlagartig mit einem platzenden Blutgefäß im Kopf nieder. Diese Varianten sind ein großes Glück. Wenn das Sterben sich allerdings hinzieht, kann es zum Siechtum werden, und das kann niemand für sich wollen. Genauso sollten Sie es vermeiden wollen, Ihre Angehörigen oder Ärzte im Unklaren darüber zu lassen, was genau Sie an Therapie wünschen, wenn Sie bewusstlos daniederliegen.

Relativ einfach ist die Angelegenheit, wenn Sie im strengsten Sinne katholisch sind oder anderen Dogmen anhängen, die Ihnen kategorisch verbieten, ohne göttliches Zutun aus dem Leben zu scheiden. In diesem Fall können Sie eigentlich auf eine Verfügung verzichten. Das ist auf der Medizinseite nämlich sozusagen die Werkseinstellung. Um ganz sicher zu gehen, können Sie Ihre Überzeugung aber trotzdem noch mal als Zweizeiler aufschreiben.

Knifflig wird es, wenn Sie nicht den Wunsch haben, um jeden Preis (also bei starken Einschränkungen Ihrer Lebensqualität) körperlich weiter zu existieren. An dieser Formulierung erkennen Sie, dass es jetzt kompliziert wird. Halten Sie durch. Wie immer ist das Problem mit der Zukunft, dass sie so schwer vorherzusehen ist. Es gibt unzählige Möglichkeiten zu erkranken oder zu verunfallen. Alle Varianten wiederum können unzählige gute oder schlechte Verläufe nehmen.

Das Gesetz verpflichtet den behandelnden Arzt, in einer solchen Lage herauszufinden, was der mutmaßliche Wunsch des Patienten gewesen wäre. In dieser Absicht wendet er sich an Verwandte, Partner und Freunde. Es ist aber mitnichten so, dass beispielsweise der Ehepartner (nach eigenen Vorstellungen) für den Patienten entscheiden darf. Er oder sie wird lediglich befragt, um den mutmaßlichen Wunsch des Patienten in Erfahrung zu bringen. Wenn der Ehemann beispielsweise bekundet: Ich weiß, dass meine Frau die Behandlung strikt abgelehnt hätte, aber ich wünsche sie dennoch, wäre es der Ärztin verboten, die Behandlung durchzuführen. Zugleich muss sie sich aber bewusst sein, dass der erboste Ehemann später möglicherweise Anzeige erstattet. Dann müsste die Ärztin im Zweifelsfall nachweisen, dem mutmaßlichen Wunsch der Patientin Folge geleistet zu haben. Der Ehemann müsste seine Aussage vor glaubwürdigen Zeugen getätigt haben oder vor Gericht wiederholen. Nicht auszuschließen, dass die Ärztin nicht genug Vertrauen auf so viel Ehrlichkeit hat – oder auf die ausreichende Weisheit des Gerichtes.

Hat sie vom Patienten nicht vorab klare Informationen erhalten, steht die vom Arzt befragte Person unter erheblichem Druck. Im Extremfall trifft dann beispielsweise die Ehefrau eine indirekte Entscheidung über Leben und Tod ihres Mannes. Nicht jeder kann damit umgehen. Was ist, wenn sie schlicht nicht weiß, was ihr Mann gewollt hätte? Oder wenn sie es weiß, ihr aber klar ist, dass es zu seinem Tod führt, wenn die Ärztin sich jetzt an diesen Willen hielte? Was ist, wenn ihr Mann aufgrund dessen, was die Ehefrau entscheidet, schwer geschädigt und gegen seinen Wunsch überlebt? Solche schwierigen Situationen zu vermeiden oder zumindest etwas einfacher zu machen, ist die Aufgabe einer Patientenverfügung.

Die meisten Patientenverfügungen sind in bester Absicht verfasst, aber völlig untauglich, dieses Ziel zu erreichen. Sie sind voll von Aussagen über die eigenen Lebensideale und grundsätzlichen Ausführungen darüber, was ihr Verfasser als lebenswert erachtet. »Wenn keine Aussicht mehr auf ein lebenswertes Leben besteht, möchte ich nicht wiederbelebt werden.« Natürlich nicht. Wer möchte das schon? Und wenn wir Menschen nicht konkret werden können, bleiben wir eben allgemein. Sofern Sie nicht Intensivmediziner sind, können Sie unmöglich im Voraus wissen, worüber Sie eines Tages vielleicht entscheiden müssen. Genau das aber ist erforderlich. Wenn Sie in Ihrer Patientenverfügung einen letzten Zweifel darüber lassen, ob Sie sich in einer konkreten Situation für oder wider ein Überleben entscheiden, wird der behandelnde Arzt in 99,9 Prozent der Fälle für lebensverlängernde Maßnahmen optieren. Was soll er auch anderes tun? Selbst wenn er persönlich davon überzeugt ist, dass der Patient das nicht gewollt hätte. Wenn er die Plausibilität seiner Annahme nicht beweisen kann, steht er schlimmstenfalls vor Gericht.

Die deutsche Rechtslage führt zu absurden Extremen: Lehnt beispielsweise ein entscheidungsfähiger Patient eine Behandlung in suizidaler Absicht ab, muss der Arzt das respektieren. Nach Eintritt einer späteren Bewusstlosigkeit ist er aber verpflichtet, nach dem Richterrecht (der regelmäßigen Rechtsprechung) anzunehmen, dass der bewusstlose Patient sich umentschieden hat. Er muss ihn dann behandeln, wenn er sich nicht der unterlassenen Hilfeleistung schuldig machen möchte.

Sie kommen also nicht umhin, für sämtliche Fälle einer Behandlungsverweigerung, die zu Ihrem Schaden oder gar Tod führen könnte, sehr detaillierte Bestimmungen zu treffen. Leider sind die heute verfügbaren Muster für Patientenverfügungen dabei kaum hilfreich. Eine Vielzahl Institutionen bietet solche kostenlos (und leider weitgehend umsonst) an: Von den Kirchen über die Justizministerien bis hin zu Nina Hagen. Einige sind brauchbarer als andere, aber alle sind letztlich ungenügend. Das Problem liegt fast immer in der mangelnden Genauigkeit.

Leider wird Ihnen auch Ihr Hausarzt beim Verfassen einer ausreichend präzisen Verfügung kaum von Nutzen sein. Er mag ein exzellenter Hausarzt, Gynäkologe, Internist oder anderer Facharzt sein, von den Weiterentwicklungen in der Intensiv- und Notfallmedizin wird er dennoch meist zu weit entfernt sein. Insbesondere dann, wenn er schon einige Jahre in der eigenen Praxis tätig ist.

Im Idealfall gäbe es hierfür Sprechstunden von Intensiv- und Notfallmedizinern. Die bezahlt aber niemand. Es ist daher weitestgehend Glückssache, ob Sie entsprechende Ärzte kennen und diese dazu bewegen können, eine Patientenverfügung mit Ihnen gemeinsam abzufassen. Qualifiziert, Sie zu medizinischen Fragen einer Patientenverfügung zu beraten, ist grundsätzlich jeder Arzt, der ausreichend lange – und vor allem aktuelle – Berufserfahrung in der Intensiv- und Notfallmedizin hat. Häufig sind dies Fachärzte für Anästhesiologie, Innere Medizin oder Neurologie. In seltenen Fällen können es aber auch Ärzte anderer Fachrichtungen wie Allgemeinmedizin oder Chirurgie sein. Unabhängig von der eigentlichen Fachrichtung sollten diese Ärzte die Zusatzbezeichnung »Intensivmediziner« oder »Notfallmediziner« tragen.

Diese Marktlücke wird leider nur von wenigen seriösen privaten Anbietern gefüllt. Einen Versuch dazu unternimmt der Autor dieses Buches derzeit. Über die Website patientenwille24.de sollen zukünftig medizinisch und juristisch wasserdichte Patientenverfügungen angeboten werden – für jeden Laien ohne Vorbereitung verständlich. Sicher gibt es aber in ganz Deutschland eine Reihe hervorragend qualifizierter Kollegen, die diesen Dienst auch bieten können.

Einen Einstieg in die Erstellung ermöglicht das Bundesministerium der Justiz mit seinen »Textbausteinen für eine schriftliche Patientenverfügung«. Die sind z. Zt. im Internet als Teil einer PDF-Broschüre abrufbar. Allerdings sind die Formulierungen und Ratschläge zum Teil zu allgemein und ungenau. Das Thema ist, wie schon beschrieben, zu komplex, als dass es in einer Broschüre ausreichend erläutert werden kann. Dennoch bietet die Broschüre einen wertneutralen, seriösen und verständlichen Einstieg. Wenn Sie mit ihrer Hilfe einen Formulierungsversuch angehen, beachten Sie folgende Grundregeln:

■ Beschränken Sie in der Patientenverfügung allgemeine (philosophische) Aussagen zu Ihren Lebensidealen auf höchstens ein bis zwei Sätze.

- Versuchen Sie die »Textbausteine« mit einigen sehr konkreten Beispielen zu ergänzen. Welche Lebenssituation wäre für Sie nicht mehr erträglich? (Beispielsweise: gleichzeitige Lähmung aller Arme und Beine? Vollständige Sprachlähmung? Wachkoma?) Machen Sie sich dabei keinerlei Sorgen um medizinische Fachbegriffe oder die Formulierung.

- Benennen Sie, wenn irgend möglich, eine Person Ihres Vertrauens, die im Zweifelsfall zu Ihren Behandlungswünschen Auskunft geben kann. Das Gesetz sagt, diese Person hat Ihrem »Willen [...] Ausdruck und Geltung zu verschaffen«. Sie darf hingegen nicht ihren eigenen Willen an die Stelle des Patientenwillens setzen. Wählen Sie die Person bitte in diesem Sinne aus.

- Bitte äußern Sie sich zu einer möglichen Organspende im Falle Ihres Todes. Möchten Sie einige oder alle Organe spenden? Möchten Sie keine spenden? Wie auch immer, entscheiden Sie sich und ersparen Sie Ihren Angehörigen unangenehme Gespräche (→ 40: *Muss ich mich mit dem Thema Organspende wirklich befassen?*).

- Festlegungen, die gegen ein gesetzliches Verbot verstoßen, sind sinnlos. Der Arzt darf sie ohnehin nicht befolgen. Trotzdem können Sie um Sterbehilfe bitten. Diese darf der Arzt zwar nicht direkt befolgen, aber Ihre Bitte macht deutlich, wie Sie zu diesem Thema stehen. Eine solche Bitte ist im Zweifelsfall ein starker Beleg für Ihren Wunsch auch zu anderen Therapiemöglichkeiten oder der Frage, ob eine bestimmte Therapie fortgesetzt werden soll.

- Sorgen Sie dafür, dass Ihre Verfügung im Bedarfsfall zur Hand ist. Die beste Verfügung nützt nichts, wenn der Arzt sie nicht erhält. Hieran liegt es leider oft, wenn eine Patientenverfügung nicht berücksichtigt wird.
- Das Wichtigste: Ihre selbsterstellte Verfügung ist nur ein Anfang. Um wirklich einsatzfähig zu sein, sollte sie von einem qualifizierten Arzt gegengelesen und im Gespräch mit Ihnen konkretisiert werden. Ungeeignete Gesprächspartner sind in diesem Fall Anwälte, Notare, Religionsvertreter, Pfleger, Erben und der überwiegende Teil der Hausärzte. Alle diese Personen mögen herausragende Vertreter ihrer Fächer und wichtige Vertrauenspersonen sein. Trotzdem fehlt ihnen die notwendige und vor allem aktuelle Erfahrung in der Intensiv- und Notfallmedizin.

Übrigens: Eine notarielle Beurkundung Ihrer Verfügung ist im Krankenhausalltag zweitrangig. Auch wenn diese seit neuestem vom Gesetz ausdrücklich erwähnt wird. Diese Vorschrift belegt nur einmal mehr die bedauerliche Praxisferne der Schreibtischtäter in Politik und Verwaltung. Den behandelnden Arzt interessiert nämlich nicht, in welcher Form er Ihren Patientenwillen erfährt. Allein entscheidend ist, dass er ihn in geeigneter und glaubwürdiger Form erfährt.

Eine Patientenverfügung ist *nicht* in erster Linie eine rechtliche Angelegenheit. Anwälte und Gerichte sind im Moment der Entscheidung meist weit weg. In der Praxis fehlt den Ärztinnen, Schwestern und Rettungssanitätern die Patientenverfügung entweder ganz (»Irgendwo haben wir eine, aber ich weiß gerade nicht, wo«). Oder aber eine vorhandene Verfügung ist vom Notar gesiegelt und 30 Seiten lang – voller juristischer Phrasen und Allgemeinplätze, aber ohne brauchbare konkrete Festlegung. Diese beiden Fehler zu vermeiden ist fast schon die ganze Miete.

40 Muss ich mich mit dem Thema Organspende wirklich befassen?

Das Thema Organspende hat alle Qualitäten eines Ladenhüters. Es ist immanent verbunden mit Sterben, Tod, ausgedehntem Leiden und langen Krankenhausaufenthalten. Um über eine eigene Organspende zu entscheiden, muss man sich zwangsläufig nicht nur mit dem eigenen Tod auseinandersetzen, was schon unangenehm genug ist, sondern mit dem Prozess, der dem Tod vorausgeht: dem Sterben. Das tun die wenigsten gern, die meisten vermeiden es ganz. So zu handeln ist verständlich, aber nicht klug.

Die Popularität des Themas wird auch nicht dadurch gesteigert, dass Organspenden so undurchsichtig ablaufen. Die sogenannten Transplantationsskandale 2007 (Essen) und 2012 (Göttingen, Heidelberg, München, Leipzig) kommen wie gerufen, um jede Skepsis zu bestätigen. Einer der Hauptakteure, ein ehemaliger Chefchirurg hatte im Zusammenhang mit Leberverpflanzungen über 150 000 Euro »Spenden« von Patienten an die Universitätsklinik »eingeworben«. Dafür wurde er 2010 zu einer dreijährigen Haftstrafe verurteilt. Dieser Chirurg dürfte aber nur die sichtbare Spitze eines Eisbergs sein. In der Transplantationsmedizin ist stets eine Vielzahl von Personen unmittelbar in alle Vorgänge eingebunden, auch in die Schweinereien. So steht hinter jedem leitenden

Arzt eine Schar von Mitwissern, ohne die seine Machenschaften kaum möglich wären (→ 43: *Warum wehren Ärzte sich nicht gegen die Zustände im Krankenhausbetrieb?*). Die ehemalige Stellvertreterin des Chirurgen formulierte es vor Gericht so: »Das wusste doch jeder. Ärzte, das Pflegepersonal, andere Mitarbeiter.« (WAZ vom 19. 11. 2009)

In Göttingen hingegen scheint ein Oberarzt der Drahtzieher von Schiebereien bei der Organverteilung zu sein. Ob er sich dabei bereichert hat, ist nicht bekannt. In Leipzig wiederum geht es bisher »nur« um eine Manipulation der Warteliste, um einem dortigen Patienten – auf Kosten eines anderen – schneller eine Leber zu vermitteln. Wer die Szene kennt, weiß, dass die Aussage der ehemaligen Chirurgen-Stellvertreterin auch auf diese Kliniken zutrifft. Und es ist davon auszugehen, dass in den kommenden Monaten und Jahren immer mehr solcher Vorgänge an weiteren Transplantationszentren bekannt werden. Manipulationen wie in Leipzig mögen nicht die Regel sein, aber sie sind zumindest eine häufige Ausnahme.

Was ist los in der Transplantationschirurgie? Ist sie ein besonders ruchloses Feld der Medizin? Nein. Wer genauer hinsieht, wird feststellen, dass die sogenannten Transplantationsskandale eigentlich keine sind. Skandalös sind die Vorgänge sicher, aber sie sind nicht spezifisch für die Transplantationsmedizin. Was in Essen, Göttingen und Leipzig passiert ist, ist ein Auswuchs ärztlicher Überheblichkeit, wie sie leider auch in anderen Fachbereichen zu besichtigen ist. Hinter den sogenannten Transplantationsskandalen steckt die gleiche Mischung aus ärztlichem Hochmut und Opportunismus, die auch die weniger spektakulären Missstände in Krankenhäusern mitverschuldet. Mit Ausnahme des bereits genannten Falls gibt es bisher allerdings keinen Chefarzt, der rechtskräftig dafür verurteilt wurde, dass er sich in seiner Selbstherrlichkeit bis zur Straftat verirrt hat.

Wer als Arzt an einer größeren Klinik Erfahrung hat, weiß aber leider: Vergleichbare Beispiele gibt es genügend. Denn ebenso wie der kardiologische Chefarzt sein Herzkatheterlabor auslasten möchte, strebt der Transplantationschirurg nach Transplantationen. Von ihnen ist zuerst seine Ausbildung, dann seine Reputation und stets die Existenz seiner Klinik abhängig. Mit krimineller Energie hat das wenig bis gar nichts zu tun. Spektakuläre Ausnahmen bestätigen die Regel. Der Klinikbetrieb an sich ist für Außenstehende schon nahezu undurchsichtig. Und in dieser Hermetik des Krankenhauses sind die konkreten Verantwortlichkeiten im Instanzen- und Personengeflecht rund um die Organtransplantation selbst für die Ärzte derselben Klinik nur schwer zu durchschauen (Stiftung Eurotransplant, Deutsche Stiftung Organspende, Transplantationskoordinatoren der Klinik, Transplantationsärzte der Inneren Medizin, Transplantationschirurgen). Die Verteilung der Verantwortung macht Kollegen einerseits leicht zu Mitwissern, wenn nicht sogar Mittätern. Zugleich entlastet sie aber auch das Gewissen des Einzelnen. Wo alle die Verantwortung haben, hat sie letztlich keiner. Kurz gesagt: Es ist die Gewissheit, sich keinem Außenstehenden gegenüber rechtfertigen zu müssen, die den Transplantationsärzten teilweise jede Scham genommen hat, vorrangig ihr eigenes Interesse zu verfolgen. Es besteht darin, mehr Transplantationen im eigenen Haus durchzuführen. Auf den Kongressen der Deutschen Gesellschaft für Chirurgie vergleichen sie dann beim abendlichen Bier stolz die Anzahl »ihrer« transplantierten Lebern und Nieren.

Erstaunlich viele Ärzte und Krankenpfleger, die selbst mit Transplantationen beschäftigt sind, stehen, auch aufgrund solcher Erfahrungen, der Organspende skeptisch gegenüber. Hinzu kommen manchmal eindrucksvolle Fälle schlechter postoperativer Verläufe oder starker Abstoßungsreaktionen. Leider gibt es auch nicht wenige Patienten, die nach Erhalt eines Organs mit diesem ebenso schlecht umgehen wie zuvor mit dem eigenen. Zu viele Alkoholiker trinken mit neuer Leber unverändert weiter. Zu viele Diabetikerinnen genehmigen sich mit neuen Nieren gleich wieder Schwarzwälder Kirsch – sowohl Torte als auch Schnaps. Dies sind die negativen Seiten der Transplantationschirurgie. Als beteiligter Arzt erlebt man sie besonders intensiv, sofern man denn hinsieht. Eine solche Negativauswahl nennt sich in der Wissenschaft auch Selektionsbias. Es bezeichnet ein Phänomen, bei dem eine nicht-repräsentative Stichprobe gemacht wird, von der dann falsch auf die Gesamtheit geschlossen wird. Das Gleiche kann Ihnen als Zeitungsleser widerfahren, wenn Sie wiederholt von sogenannten Transplantationsskandalen lesen. Möglicherweise gibt es genügend Gründe, selbst keine Organe spenden zu wollen. Das bisherige Fehlverhalten der Ärzte ist bei rationaler Betrachtung allerdings kein Grund. In der ganz überwiegenden Zahl der Fälle gehen gespendete Organe in Deutschland an Patienten, die sie zum Überleben dringend benötigen und die ohne sie beispielsweise jede Woche stundenlang an der Dialyse hängen müssten. Dass geltungssüchtige Ärzte bei der Verteilung dieser Organe auch ihren eigenen Imagevorteil suchen ist hässlich, aber zweitrangig. Freilich gilt das nur, solange durch dieses Verhalten nicht Menschen zu Schaden kommen oder sich kriminelle Ärzte persönlich bereichern. Beides dürfte nach wie vor die absolute Ausnahme sein. Bei »falsch« verteilten Spenderorganen ist nach praktischer Erfahrung eher nicht anzunehmen, dass ein objektiv »gesünderer« Empfänger das Organ einem »kränkeren« wegnimmt. Das klingt im ersten Moment widersinnig. Schließlich haben in den beschriebenen Fällen Ärzte die Meldedaten ja gerade so frisiert, dass ein Patient auf dem Papier kränker war. Man muss sich allerdings bewusst machen, dass die Unterschiede in der »errechneten Krankheitsschwere« in der Realität sehr gering ausfallen können. Teilweise sagen sie nur wenig über die unterschiedlichen Erfolgsaussichten oder Spendebedürftigkeit zwischen zwei Patienten aus. Das ist keine Entschuldigung, die genannten Meldekriterien zu manipulieren. Es erklärt aber, warum manche Ärzte sich nicht sonderlich schwer tun, genau das zu praktizieren.

Egal wie jemand zur Organspende steht: Es wäre zu wünschen, dass er sich des Themas wenigstens einmal und zwar rechtzeitig annimmt. Unabhängig davon, ob er glühender Anhänger oder fundamentaler Gegner dieser Idee ist. Es wäre ebenso wünschenswert, wenn ein nicht erfolgter Widerspruch gegen eine Organentnahme nach dem Tod als Zustimmung dazu gälte. So sollte es in einem Gesetz geregelt sein. Sind Sie über diese Forderung empört? Gut, dann widersprechen Sie doch! Hauptsache, Sie entscheiden sich. Eine einfache Frage hilft Ihnen vielleicht bei der Entscheidungsfindung: Würden Sie ein Spenderorgan grundsätzlich annehmen, wenn Sie eines bräuchten? Wenn die Antwort ja lautet, sind Sie dann nicht auch in der Pflicht, selbst Organe zu geben?

Es ist eine Gewissensentscheidung. Sie müssen sich für diese Entscheidung vor niemandem rechtfertigen. Die Kirchen, die Politik und alle anderen Ideologen haben sich aus dieser höchst persönlichen Angelegenheit herauszuhalten. Es geht nur Sie allein etwas an, was Sie mit Ihrem Körper machen. Wenn Sie Ihren persönlichen Gott ins Boot holen wollen, dann tun Sie das. Besprechen Sie sich mit ihm (oder ihr), so lange Sie wollen. Aber schielen Sie dabei nicht auf seine (oder ihre) selbsternannten Stellvertreter auf Erden. Wenn es soweit ist, werden die nicht anwesend sein, um Ihren Angehörigen beizustehen. Denn sofern Sie Angehörige haben und Sie für eine Spende in Frage kommen, wird eine Ärztin danach fragen. Sollten Sie sich bis dahin nicht erklärt haben, bleibt die Entscheidung an der Person hängen, die Ihnen bis dahin nahestand. Falls es eine solche Person nicht gibt, tun Sie immerhin noch dem fragenden Arzt einen Gefallen. Diese Frage stellen zu müssen, ist nämlich auch ihm unangenehm.

Wie auch immer Sie sich also in Sachen Organspende entscheiden: Entscheiden Sie sich. Und halten Sie die Entscheidung in geeigneter Form fest.

41 Was tun bei Verdacht auf Behandlungsfehler?

Ein hässliches Thema. Es ist geeignet, Ihr Vertrauen in Klinik und Ärzteschaft nachhaltig zu beschädigen. Aber es lässt sich nicht vermeiden, denn auch Behandlungsfehler lassen sich nicht völlig vermeiden.

Rücken wir das Thema vorab in Perspektive. Die allermeisten vermuteten »Behandlungsfehler« sind aus objektiver Sicht nichts anderes als der Frust von Patienten. Die allgemeine Beschwerdefreudigkeit (fragen Sie mal einen Richter danach) betrifft auch den Klinikbetrieb. Derzeit ist es beispielsweise beliebt, seinen Hausarzt nach einer eigens erbetenen Reiseimpfung wegen des Bagatellschmerzes an der Impfstelle zu verklagen. Das gibt bis zu 2000 Euro, wenn der bedauernswerte Arzt nicht schriftlich niedergelegt hat, dass er vorab auf leichten Schmerz und Rötung hingewiesen hat.

Derartige Patienten unterstellen auch gern einen Kunstfehler, wenn der Arzt auf der Visite unfreundlich war oder die Schmerzen nach der OP doch stärker sind als erwartet. Es mag überzogen klingen, aber solche Drohungen und Unterstellungen hört man auf den Krankenhausfluren täglich. Und sie kommen keinesfalls nur von Patienten. Mit vergleichbaren Mitteln gehen auch Kollegen aus der Pflege gelegentlich gegen unliebsame Ärzte vor. Denn derlei Anschuldigungen treffen einen Arzt an schwacher Stelle. Er kann sich gegen sie kaum wehren, denn stets liefe er dabei Gefahr, die Schweigepflicht zu verletzen. Von all den schnell erhobenen Vorwürfen schafften es 2011 am Ende gut 11 000 Fälle in Form von Schadensersatzanträgen zu den Schlichtungsstellen der Ärztekammern. Sie sind die erste (sinnvolle) Anlaufstelle für Patienten, die einen Behandlungsfehler vermuten. Hier stellen sich nach (mehr oder minder) objektiver Begutachtung der Vorwürfe knapp zwei Drittel als begründet heraus. Gut 72 Prozent aller Beschwerden beziehen sich übrigens auf Krankenhausbehandlungen, der Rest auf ambulante. Patientenanwälte und Selbsthilfeorganisationen vermuten jedoch, dass zu den aktenkundigen Fällen nochmal eine Vielzahl echter Behandlungsfehler kommt, die vom Patienten gar nicht erkannt, geschweige denn gemeldet werden. Die Schätzungen gehen von 50 000 bis 150 000 Kunstfehlern pro Jahr aus. Das schließt sämtliche Behandlungen in Krankenhäusern und ambulanten Praxen ein. Wenn man diesen Zahlen aber allein die Gesamtzahl von Krankenhausbehandlungen in Deutschland gegenüberstellt, muss auch der schärfste Ärztekritiker einsehen, dass kein Grund zur Panik besteht. Insgesamt 18 Millionen vollstationäre Behandlungen gab es 2010 in Deutschland. Selbst wenn man die Vielzahl ambulanter Behandlungen vernachlässigt, die hier noch hinzukommen, sieht man deutlich: Der Anteil an Behandlungsfehlern ist vergleichsweise gering. Selbst bei pessimistischer Schätzung liegt er bei deutlich unter 1 Prozent. Die Gefahr, aufgrund eines solchen Kunstfehlers zu sterben, ist nahezu nicht mehr messbar. 99 solcher Todesfälle soll es laut Bundesgesundheitsministerium 2011 gegeben haben. Das sind aufgerundet 0,0006 % aller Klinikpatienten dieses Jahres. Entsprechend wenig hilfreich ist es, wenn Fernseh- und Zeitungsberichte in Ermangelung interessanten Tagesgeschehens mal wieder das Thema »Ärztepfusch« aufgreifen.

Verstehen Sie diese Vorbemerkung nicht miss: Patienten haben jedes Recht, von ihren Ärzten Rechenschaft über vermutete Fehler zu verlangen. Vor allem steht ihnen nach einem Fehler neben einer Entschädigung auch restlose Aufklärung zu – und eine Entschuldigung der Verantwortlichen. Dieser Anspruch schließt das Recht des Patienten ein, jederzeit kritisch nachfragen zu dürfen. Das frühere Hörigkeitsprinzip zwischen Arzt und Patient haben wir glücklicherweise überwunden. In ihrem Innenverhältnis ist das der Ärzteschaft noch nicht gelungen, und hier liegt ein wesentlicher Grund für viele Behandlungsfehler.

Egal wie selten vermeidbare Behandlungsfehler sind, zu dulden sind sie nie. 99 Tote sind auch bezogen auf 80 Millionen Einwohner noch zu viele. Denn auch hinter der kleinsten Fallzahl stehen harte Schicksale. Wenn man sie näher betrachtet, macht man oft eine besonders frustrierende Feststellung: Es sind regelmäßig nicht die körperlichen oder finanziellen Folgen einer Fehlbehandlung, an denen der Geschädigte besonders leidet. Vielmehr ist es sein einsamer und endloser Kampf gegen eine mauernde Klinikverwaltung und eine schweigende Ärzteschaft. Im schlimmsten Fall wacht er eines Morgens wie die Figur in einem Kafka-Roman auf: Verloren zwischen seiner Gewissheit um den geschehenen Fehler und einer Umgebung, die diesen Fehler leugnet und versucht, den Patienten als verrückt dastehen zu lassen. All seine Anstrengungen, die Wahrheit aufzudecken und Gerechtigkeit zu erlangen, laufen ins Leere, und er zweifelt, wenn nicht an seiner Geistesgesundheit, doch an bisherigen Gewissheiten über das menschliche Zusammenleben. Fast wird er zum Verschwörungstheoretiker und rutscht immer mehr in die Rolle des Sonderlings und Querulanten. Ein unwürdiges Schicksal.

Wie kann es dazu kommen? Zwei Phänomene sind schuld: Erstens die gesetzlichen Bedingungen für die ärztliche Haftpflichtversicherung und zweitens die vorgestrige Standestradition der Ärzteschaft. Hinzu kommt, dass die Anzugträger der Krankenhauskonzerne das Geschäft mit den Patienten nach den gleichen Prinzipien des Kapitalismus betreiben wie die Anzugträger der Telefonkonzerne das mit den Handyverträgen. Dennoch ist das Verhalten der Ärzteschaft und der Versicherungen der eigentliche Skandal.

Jeder Arzt hat eine gesetzlich vorgeschriebene Berufshaftpflichtversicherung. Krankenhausärzte stehen zusätzlich unter dem Schutz der Versicherung des Krankenhauses. In allen Versicherungsverträgen findet sich eine ähnliche Regelung: Vermutet ein Arzt, dass ein Patient ihm einen Behandlungsfehler vorwerfen könnte (!), muss er dies umgehend seiner Versicherung melden. Zugleich darf er dem Patienten gegenüber in keiner Weise einräumen, tatsächlich einen Fehler begangen zu haben. Tut er es dennoch, verliert er unter Umständen seinen Versicherungsschutz. Mit anderen Worten: Der Gesetzgeber gestattet den Versicherungen an dieser Stelle den Versuch, mit allen Mitteln eine Entschädigung des Patienten zu umgehen. Denn meistens käme es vor allem auf ein klares Eingeständnis des behandelnden Arztes an, um langwierige Gutachterprozesse zu vermeiden. Manchmal kann auch nur die Ehrlichkeit des Arztes einen Fehler aufdecken. Die gesetzlichen Bedingungen erlauben es der Versicherung aber, den Arzt zu zwingen, seinem Patienten gegenüber zu schweigen. Mit diesem Schweigen nimmt das Übel seinen Lauf. Denn es muss den Patienten frustrieren und verletzen. Oft genug auch den Arzt, denn der trägt durchaus auch schwer an seiner Schuld. Hier könnte die Politik für Abhilfe sorgen und diese Unverschämtheit beenden. Und sie könnte endlich einführen, was Medizinanwälte seit langem fordern: eine verpflichtende Meldung der Entschädigungsfälle an ein zentrales Register. So lägen endlich genaue Zahlen und vor allem die nötigen Informationen vor, um Wiederholungsfehler zukünftig zu reduzieren. Wenn nur die Lobby der Versicherungskonzerne nicht dagegenstünde.

Problem Nummer zwei liegt tiefer. Es ist die perverse Tradition der deutschen Ärzteschaft. Was der Philosoph Erich Fromm als ewige Neigung des Menschen zur Unterwerfung unter eine Stammeshierarchie beschrieben hat, lässt sich in diesem Berufsstand exemplarisch besichtigen. Tragendes Element dieser Unterwerfung ist der Kadavergehorsam gegenüber den eigenen Autoritäten. Das ist in erster Linie der Chefarzt eines Hauses. Was ein »Fehler« ist und was nicht, entscheidet er. Wo er keinen

Fehler sieht, gibt es auch keinen. Der schuldbewusste Arzt sieht sich also nicht nur von seiner Versicherung bedroht, sondern auch durch den Liebesentzug seines Chefs. Der hat im Zweifelsfall ebenso harte Folgen. Wenn der Vorsitzende der Bundesärztekammer also mit großer Geste die eigenen Bemühungen um eine Verbreitung von »Fehlermeldesystemen« in Krankenhäusern lobt, tut er dies im Wissen darum, dass kaum ein artiger Klinikarzt solche Systeme nutzen würde. Dessen vorauseilender Gehorsam verhindert das. »Moderne« Chefärzte sind inzwischen dazu übergegangen, diesen Druck als »Teamorientierung« zu verkaufen.

Eine Ärztin, die ihren Behandlungsfehler trotzdem zugibt, steht im Zweifel ohne Versicherungsschutz und ohne berufliche Zukunft da. An Unterstützung aus dem Kollegenkreis erhält sie im besten Fall eine Handvoll anonymer E-Mails (»Ich bewundere Ihren Mut, Frau Kollegin ...«). Danach wird es für sie eng. Das Mitleid für eine solche Ärztin oder einen Arzt darf sich trotzdem in Grenzen halten. Die Schuld an ihrer Zwangslage tragen die Ärzte letztlich selbst. Ihre berufliche Selbstverwaltung gäbe ihnen alle Möglichkeiten, sich selbst zu befreien, indem sie die Struktur ihres Standes und die damit verbundenen Abhängigkeiten reformieren.

Was nützt einem all dies, wenn man als Patient einen Behandlungsfehler ernsthaft vermutet? Bewahren Sie Fassung, und setzen Sie ein Pokerface auf. Wenn Sie im Klinikbett liegen und plötzlich feststellen, »Da ist was schief gelaufen«, fragen Sie Ihren Arzt ruhig nach den Hintergründen. Tun Sie dies möglichst sachlich, und bemühen

Sie sich, verständnisvoll zu wirken. Es muss Ihr Ziel sein, möglichst viele Informationen zu gewinnen, ohne die Sorge des Arztes zu wecken, dass Sie ihn für etwas belangen möchten. Ein guter Arzt wird spätestens jetzt in aller Offenheit mit Ihnen reden. Aus den geschilderten Versicherungsgründen wird er das meist ohne Zeugen tun. Er weiß aber: Ein ehrliches Gespräch mit dem unzufriedenen Patienten ist das Wichtigste, was es gibt. Selbst im tatsächlichen Fall eines Behandlungsfehlers führt ein solches Gespräch – und ein ehrliches Eingeständnis von Fehlern – in aller Regel zu einer verständnisvollen Reaktion des Patienten. Patienten, die *tatsächlich* einen Behandlungsfehler erlitten haben, sind – im Gegensatz zu den eingangs beschriebenen »Abgreifern« – alles andere als klagefreudig. Vielmehr möchten sie mit dem Erlebten schnell abschließen und den Blick nach vorne richten. Umso größer ist der Frust des Patienten, wenn ihm ein Schweigekartell diesen Abschluss unmöglich macht und ihm versucht weiszumachen, das einzige Problem bestehe in seinem eigenen Kopf. Gute Ärzte wissen auch das.

Wenn Ihr behandelnder Arzt sich nicht spätestens auf Ihre Nachfrage hin auf ein ehrliches Gespräch einlässt, ist es Zeit zu handeln. Nehmen Sie – beispielsweise über einen Verwandten – Kontakt zu einem Arzt auf, der vom Klinikbetrieb unabhängig ist und zu dem Sie Vertrauen haben. Ihn oder sie sollten Sie unbedingt um eine kurze Plausibilitätskontrolle Ihres Verdachts bitten. Seien Sie ehrlich zu sich selbst, und versuchen Sie, eine unabhängige Meinung zu Ihrer Situation einzuholen. Andernfalls ist die Gefahr groß, dass Sie den Verdacht auf einen

Kunstfehler lediglich in eventuelle Unzufriedenheiten mit dem Krankenhaus hineininterpretieren. Bedenken Sie, dass der Vorwurf eines Kunstfehlers ein scharfes Schwert ist, das Sie gegen den Arzt und die Klinik ziehen. Erhärtet sich Ihr Verdacht nach objektiver Plausibilitätsprüfung, dann gehen Sie zu einem Rechtsanwalt. Besser zu einem Fachanwalt für Medizinrecht. Im Optimalfall sogar zu einer Rechtsanwältin, die zugleich auch Ärztin ist. Diese Spezialisten sind aus naheliegenden Gründen eine seltene Gattung. Sie bieten aber den unschätzbaren Vorteil, dass sie in den meisten Fragen nicht auf externe Gutachten angewiesen sind, um medizinische Vorgänge wirklich zu durchschauen. Auch im Umgang mit den angeschuldigten Ärzten und den Versicherungskonzernen agieren sie um Längen souveräner als ihre »eingleisigen« Kollegen. Das ist keine Abwertung der anderen Medizinrechtler. Es ist aber nun mal Tatsache, dass das Arzthandwerk überaus komplex ist. Es braucht neben einigen Jahren Studium auch die ärztliche Berufserfahrung, um die Abläufe und die Denkwelten einer Klinik zu verstehen.

42 Rückspiel im Worst Case: Ich glaube, meine Mutter ist aufgrund eines Behandlungsfehlers gestorben. Die Ärzte leugnen das. Was nun?

Wie bei allen Behandlungsfehlern gilt es erst einmal Ruhe zu bewahren und selbstkritisch zu prüfen, ob sich Ihr Verdacht bei objektiver Betrachtung tatsächlich erhärtet. Ist das der Fall, drängt allerdings die Zeit, und das noch sehr viel mehr als in weniger schwerwiegenden Fällen von Behandlungsfehlern. Denn bei diesem Szenario geht es um eine Straftat, mindestens um fahrlässige Tötung, schlimmstenfalls um Totschlag. Die betreffenden Ärzte werden sich im Zweifel bemühen, Beweise zu verwischen oder gar nicht erst entstehen zu lassen. Wenden Sie sich in diesem Fall sofort (!) an einen Rechtsanwalt, und zwar an einen Spezialisten für Strafrecht. Der Gang zur Polizei hingegen wird Ihnen in der Praxis leider wenig helfen. Entscheidend ist, dass das Beweisstück, nämlich der Körper des oder der Verstorbenen unverzüglich sichergestellt wird. Und da die Kriminalpolizei chronisch überlastet ist, entwickelt sie im Fall von Angehörigenanzeigen oft nicht die nötige Handlungsgeschwindigkeit. Mit Hilfe eines Rechtsanwalts können Sie zur Beschleunigung des Vorgangs entscheidend beitragen.

Öfter als man vielleicht glauben mag, sind Kliniken

und Ärzte aber auch hier hochanständig. Wie es formal ihre Pflicht ist, kontaktieren sie auf eigene Initiative die Polizei und melden einen »ungeklärten« oder »nicht-natürlichen« Tod. In diesem Fall tauchen kurze Zeit später Mitarbeiter der Kriminalpolizei auf, sichten den Leichnam und entscheiden, ob dieser für weitere staatliche Untersuchungen beschlagnahmt wird. Diese Beschlagnahmung ist der Königsweg. Nur sie führt nämlich infolge staatsanwaltlicher Anordnung zu einer *rechtsmedizinischen* Obduktion. Diese Obduktion findet außerhalb der Klinik durch unabhängige Gerichtsmediziner statt. Dabei sichert der Rechtsmediziner gezielt alle Spuren am Leichnam, die für die Klärung der Todesursache und einer juristischen Schuldfrage relevant sein könnten. Diese Art der Leichenöffnung und Untersuchung ist mit Abstand die umfangreichste und vertrauenswürdigste. Sie ist daher keinesfalls zu verwechseln mit der sogenannten *klinischen* Obduktion, wie sie oft im Krankenhaus selbst durch dort angestellte Pathologen durchgeführt wird. Diese klinische Obduktion ist ein Mittel der medizinischen Qualitätskontrolle. Der Pathologe geht durchaus auch der Frage nach dem Todesgrund nach, hat dabei aber keinerlei Auftrag oder Absicht, mögliche Beweise zu sichern. Umso weniger, als es sich bei den eventuell Schuldigen um seine Kollegen handelt. Klinische Obduktionen sind trotzdem eine wertvolle medizinische Maßnahme und nicht etwa in irgendeiner Weise anrüchig. Sie sind aber nicht geeignet oder konzipiert, die rechtsmedizinische Obduktion zu ersetzen.

Nehmen wir nun den Extremfall an: Sie stehen im

Krankenhaus am Totenbett Ihrer Mutter, Ihres Vaters oder gar Ihres Kindes. Sie sind davon überzeugt, dass ein Behandlungsfehler zum Tod führte, und konfrontieren den behandelnden Arzt. Der aber behauptet, dies sei ausgeschlossen. Er weigere sich aus diesem Grund, der Polizei einen »ungeklärten« oder »nicht-natürlichen« Tod zu melden. Dieses Verhalten wäre nicht nur dumm, sondern bereits verdächtig. Die Meldung an die Polizei nämlich ist weder ein Schuldeingeständnis noch ein größerer Aufwand für den Arzt, sie ist im Gegenteil Routine. Sie als Angehöriger können umstandslos im Krankenhaus auf die Beamten warten und ihnen Ihren Verdacht mitteilen. Im Zweifelsfall wird der Leichnam beschlagnahmt und später einer rechtsmedizinischen Obduktion zugeführt. Wenn der Arzt also einen solchen Anruf verweigert, dann tätigen Sie ihn. Holen Sie sich zudem unbedingt einen Zeugen ans Bett, der Ihr Gespräch mit dem Arzt oder Klinikvertretern später bestätigen kann. Nach Ihrem Anruf bei der Polizei warten Sie bis zu deren Eintreffen und verfahren dann wie oben beschrieben. Erstatten Sie im Zweifelsfall an Ort und Stelle Anzeige gegen Unbekannt und bestehen Sie darauf, dass die Beamten diese Anzeige aufnehmen. Unmittelbar hiernach aber sollten Sie einen Rechtsanwalt aufsuchen. Denn noch ist die Kuh nicht vom Eis. Die Polizei wird auf Ihre Anzeige hin den Leichnam mit aller Wahrscheinlichkeit beschlagnahmen. Das heißt allerdings noch lange nicht, dass der Staatsanwalt später eine rechtsmedizinische Obduktion anordnet. Er wird aber sehr viel motivierter sein, wenn ein Rechtsanwalt Sie in dieser Angelegenheit vertritt, und das aus nachvollziehbaren Gründen. Auch ein Staatsanwalt wird nämlich zunächst davon ausgehen, dass Sie als leidender Angehöriger vorschnell Beschuldigungen aussprechen. Kommt jedoch ein spezialisierter Rechtsanwalt zu dem Schluss, dass Ihr Verdacht berechtigt ist, wird das auch den Staatsanwalt beeindrucken.

So hart es klingt, dieser Extremfall hat für die Sicherung Ihrer eigenen Ansprüche einen Vorteil: Er beginnt mit staatsanwaltlichen Ermittlungen und Beweissicherungen. Ihr Rechtsanwalt kann alle von Amts wegen gesicherten Beweise problemlos durch Akteneinsicht erhalten. Für einen späteren Zivilprozess ist das die wesentliche Vorarbeit. Es erspart Ihnen die Mühe, selbst Beweise zusammentragen zu müssen. Hier liegt aber auch die Tücke des Objekts. Die Klinik ist sich bewusst, dass bei staatsanwaltlichen Ermittlungen mit der Beschlagnahmung aller Krankenakten zu rechnen ist. Neben dem Leichnam sind diese Akten die entscheidenden Beweise in einem möglichen Verfahren. Für Krankenhäuser und Behandlungen in Deutschland gilt nämlich eine Entscheidung des Bundesgerichtshofes: »Dokumentiertes ist passiert, Nicht-Dokumentiertes ist nicht passiert«. Wenn in der Akte also ausführlich dokumentiert ist, wie gewissenhaft und kunstgerecht der Patient stets behandelt wurde, dann ist das aus Sicht des Gerichts fast schon der Beweis, dass der plötzliche Tod des Patienten nicht vom Krankenhaus zu verantworten ist. Da ist es natürlich verlockend, vor der Beschlagnahmung nochmal eine »lückenlose« Dokumentation sicherzustellen. Wie beim Fahrtenbuch-Tuning vor der Steuerprüfung verschwindet der Oberarzt nachts für ein paar Stunden mit dem Aktenstapel und einer Sammlung verschiedener Kulis. So einer Aktion sollte die Beschlagnahmung unbedingt zuvorkommen. Patientenakten nachträglich zu frisieren ist nämlich denkbar einfach, solange sie noch in Papierform vorliegen. Mit der voranschreitenden Umstellung auf elektronische Akten wird so etwas für einen einzelnen Arzt zukünftig wohl schwieriger. Er bräuchte dann zumindest die Hilfe des örtlichen Softwaretechnikers.

43 Warum wehren Ärzte sich nicht gegen die Zustände im Krankenhausbetrieb?

Chronischer Zeitdruck, Nötigung zu sinnlosen Behandlungen durch die Klinikverwaltungen und überlange Dienstzeiten: Warum tun die Ärzte selbst nichts dagegen? Sie haben es beispielsweise zugelassen, dass die Arbeitsbelastung in einer Klinik so bemessen ist, dass sie über die vertragliche Arbeitszeit (durchschnittlich 42 Wochenstunden) gern nochmal 20 Überstunden im Monat leisten müssen. Die werden nur in seltenen Fällen verrechnet oder gar bezahlt. Der Arbeitstag beginnt dann um 7.30 Uhr mit der Vorbereitung auf die Frühbesprechung. Offiziell endet er gegen 15.30 Uhr, tatsächlich aber eher zwischen 18 und 20 Uhr. Oft haben die Ärzte aber von vornherein freiwillig auf so etwas wie eine sinnvolle Begrenzung der Arbeitszeit vertraglich verzichtet. Das nennt sich »opt-out« und ist tatsächlich legal. Dabei stimmt der junge Arzt bei Einstellung der vertraglichen Ausweitung seiner Wochenarbeitszeit auf 60 Stunden zu. Dieser Unsinn ist nur möglich, weil Ärzte in ihrem Karrierestreben häufig weder Solidarität noch Anstand kennen. Aus Furcht vor Karrierenachteilen unterlassen sie es, sich über solche Zustände zu beschweren. Das Gleiche gilt für die Einflussnahme der Verwaltungsdirektoren auf die Behandlungsmethoden, beispielsweise durch Streichung bestimmter Medikamente aus der Krankenhausapotheke.

Die Ursachen für die ärztliche Duldungsstarre liegen in der verkorksten Standessozialisierung. Die beginnt schon im Studium, geht aber erst mit dem eigentlichen Berufsbeginn in der sogenannten Facharztweiterbildung richtig los. Mit wilhelminischem Selbstverständnis gewöhnen die Chef- und Oberärzte ihrem Nachwuchs dabei jegliche Autoritätskritik ab.

Ein junger Assistent erkennt früh: Niemand stößt dir schneller ein Messer in den Rücken als dein Kollege im gleichen Ausbildungsjahr. Er ist im Zweifelsfall bereit, sich für die nächste OP oder die nächste Darmspiegelung noch etwas tiefer zu bücken. Irgendwann erkennt auch der Optimist, dass er sich arrangieren muss, wenn er in der Weiterbildung nicht stehenbleiben will. Das bedeutet Folgsamkeit bis zur Aufgabe der Selbstachtung. Die Beispiele aus dem Operationssaal und von der Visite sind Legion. Das morgendliche Kujonieren vor versammelter Mannschaft ist Routine. »Wenn Sie sich um diese Sache nicht sofort kümmern, kümmern Sie sich um gar nichts mehr«: So lässt eine Koryphäe der universitären Leberchirurgie sich regelmäßig in der Morgenbesprechung aller Ärzte gehen. Die kleineren Lichter überall in der deutschen Provinz tun es ihm gleich. Ein ausgewanderter Chirurg fasst zusammen: »In Deutschland gab's in der Frühbesprechung prinzipiell einen Glassplittereinlauf. Wenn jemand fragte, warum, gab's gleich noch einen. Hier in der Schweiz gibt's stattdessen morgens Käffeli«. Wer nach so einer Erkenntnis nicht ebenfalls auswandert, hat sich an die Umgangsformen der Klinik gewöhnt und übernimmt sie irgendwann.

»Nur unter Druck wird aus Kohle Diamant«. Diese Weisheit tut der Berliner Chefchirurg einer Unfallchirurgie regelmäßig kund. Auch er baut den aus seiner Sicht notwendigen Druck vorzugsweise auf Visiten auf. Sein erklärtes Ziel dabei ist es, wöchentlich einen Assistenten vor Patienten zum Zusammenbruch zu treiben. Meist gelingt es. Dieser Herr schmückt sein Büro mit einer Deutschlandkarte und spickt sie mit kleinen Fähnchen. Eines für jeden Diamanten, der nach Durchlaufen seiner Schule irgendwo in einer Führungsposition funkelt. Auf dass der Druck sich gleichmäßig im Land verteile. Es scheint ein Phänomen des ärztlichen Berufsstandes, dass Kollegen nicht geführt, sondern unterworfen werden sollen. Es gilt das Senioriätsprinzip, und es muss sich in Demut in der Standeshierarchie hochgedient werden. Eine Meritokratie nach angelsächsischem Verständnis scheint mit der hiesigen Standeskultur inkompatibel. Im deutschen Krankenhaus hat der Höherrangige nicht nur fachlich stets Recht. Er hat auch das Recht zur menschlichen Demütigung seiner Untergebenen.

Historisch ist das Phänomen plausibel. Das deutsche Krankenhaus ist ein Kind des preußischen Militärs. Die Begriffe Ober- und Chefarzt entstammen militärischen Rängen samt den dazugehörigen Befehlsbefugnissen. Mit den preußischen Bezeichnungen überlebte auch das ungesunde Hierarchieverständnis. Und wie so oft spiegeln sich Organisationsform und Innenwelt der Handelnden. Eine Kultur des menschlichen Umgangs auf Augenhöhe existiert nicht. Im Fachbereich der Chirurgie ist das besonders ausgeprägt. Kollegen der Anästhesie (»Narkoseärzte«) beispielsweise werden von Chirurgen noch herablassender behandelt als der eigene Nachwuchs. Ein klassischer Chirurg gewährt seinem Kollegen der Anästhesie, der einen halben Meter von ihm entfernt den Patienten sicher durch die OP bringt, oft nicht einmal die Höflichkeit, ihn mit seinem Namen anzusprechen. »Könnte die Anästhesie mal den Tisch höher stellen!«, ist eine gängige Formulierung in deutschen Operationssälen. Die meisten Narkoseärzte haben sich daran leider gewöhnt. »Die Anästhesie« bei Betreten des OP nicht einmal zu begrüßen, ist bei einigen Operateuren normal.

Ein weiterer Aspekt der verdrehten Diamanten-Lehre: In Deutschland wird die Verantwortung des Arztes für seinen Patienten zum pathetischen Mythos vom einsamen Kämpfer überhöht. Dieses Selbstbild ist insbesondere für deutsche Chirurgen bewusstseinsbestimmend. Unter einsamen Helden gibt es naturgemäß keine Kollegialität. Ein Kollege ist entweder Befehlsempfänger oder Konkurrent um die Gunst des Chefs. In jedem Fall gilt es, ihn auszustechen oder zu unterwerfen. Dabei ist persönliche Demütigung das wirksamste Mittel. Diesem Arbeitsprinzip folgt keine andere legale Organisation mehr. Ärztetypisches Führungsverhalten bringt heute außerhalb der Medizin meist ein schnelles Karriereende. Wieso überlebt es aber im System Krankenhaus? Verfolgen nur defizitäre Charaktere eine Klinikkarriere? Beobachter aus Industrie und Fachpresse stellen solche Fragen häufig. Die Antwort lautet: Weil Klinikärzte aus Opportunismus und Abhängigkeit in einem antiquierten Weiterbildungssystem jede Konfrontation mit ihren Vorgesetzten vermeiden. Eine objektive Notwendigkeit für Kasernenhofton und Miniaturdiktaturen gibt es nicht. Die persönliche Erniedrigung bzw. Unterwerfung der Assistenten durch den Chefarzt trägt nicht zu dessen »Abhärtung« gegen die Widrigkeiten des Berufes bei. Die Ausfälle dieser Chefärzte sind auch nicht durch den Stress ihrer klinischen Verantwortung zu erklären. Sie sind Ausdruck eines Charakterdefekts, den viele Chefärzte im Laufe ihrer sogenannten Weiterbildung von ihren Vorgängern beigebracht bekamen. Etwas Schadenfreude ist daher legitim, wenn heutige Chefärzte rückblickend enttäuscht feststellen, dass sie sich umsonst in ein System des Bückens und Tretens gefügt haben. Die stille Übereinkunft lautete früher stets: Lass es zehn Jahre mit dir machen, am Ende sitzt du selbst am Fleischtopf. Diese Übereinkunft wurde zwischenzeitlich aber einseitig gekündigt. Ein Chefarzt ist kaum noch Abteilungsleiter, weder in Personal- noch in Budgetangelegenheiten verfügt er über echte Autorität. Auch das Liquidationsrecht in alter Form existiert nicht mehr. Das hatte er sich anders vorgestellt. Was ihm nach Jahren des Kriechens noch bleibt, ist, den Nachwuchs kriechen zu lassen. Also inszeniert er sich als strenger, aber väterlicher Lehrer, der er objektiv aber nicht ist. Als solchem, meint er, stünden ihm wenigstens noch Respekt und Lobpreisung vom Nachwuchs zu. Bedauerlicherweise wird dieser Narzissmus willig bedient. Karrierebewusste Kollegen übertreffen sich in Podiums- und Zeitschriftenbeiträgen mit Dankesbekundungen in alle Richtungen. Für Zuschauer mit etwas Abstand stets ein peinliches Schauspiel.

Wo auch immer der tiefere Grund liegt, die deutsche

Ärzteschaft jedenfalls hat die Entwicklung eines Kollegial-
systems verpasst. Sie hängt den preußischen Hierarchie-
traditionen wohl stärker nach als jede andere Gesell-
schaftsgruppe.

Warum sollte sich der Nachwuchs nun freiwillig solchen
Demütigungen aussetzen? Anders gefragt, nimmt ein junger Arzt sie wissentlich in Kauf? Ja und nein. Der Beruf
ist für viele ein Lebensziel. Begeisterung für das Fach,
Leistungswillen und Frustrationstoleranz sind notwendige Voraussetzungen, so viel ist den meisten klar. Auch
ein gewisses Maß an Ehrgeiz und sogar Eitelkeit scheinen
zumindest unschädlich, wenn nicht sogar wünschenswert. Das Ausmaß der zu leistenden Selbstverleugnung
unterschätzt der Nachwuchs jedoch regelmäßig. Erst nach
Jahren erkennt er ihre Bedeutung. Bis er sich die aber ein-
gesteht, ist es zu spät, die Berufswahl zu korrigieren.
Aber selbst wer es früher begreift, dem ist kaum geholfen.
Die Konsequenz zu ziehen, würde meist bedeuten, sich
von einem ganzen Lebensentwurf verabschieden zu müssen. Lieber entschließt man sich kämpferisch, die Klinik-
zeit durchzustehen. Man nimmt sich vor, nicht so zu
werden wie die anderen – ein naheliegender Selbstbetrug.
Aber wer mit dem Teufel von einem Teller essen will,
braucht einen langen Löffel. Der Negativselektion des
Klinikbetriebs ist bisher kaum jemand entgangen.

Die ärztlichen Standesvertretungen könnten diese Probleme angehen. Die Facharztweiterbildung untersteht allein der Hoheit der Ärztekammern. Sie prägt die Kultur
der deutschen Ärzteschaft, und es wäre ihre Aufgabe,
endlich die Interessenskonflikte zu benennen und so weit

wie möglich zu minimieren. Warum aber sollten die Frösche den eigenen Sumpf trockenlegen? Also spielen die Berufsvertreter seit Jahren die standesimmanenten Probleme herunter.

Und so werden aus Kohle Diamanten – beziehungsweise Asche. Die ärztliche Assistentenzeit ist in dieser Hinsicht ein Prozess charakterlicher Deformierung bzw. der Selbstaufgabe. Dass dies so bleibt, liegt im wirtschaftlichen Interesse sowohl der Chefärzte als auch der Krankenhausträger. Den Schaden haben die Patienten, das Fach und der ärztliche Nachwuchs.

(Teile dieses Abschnitts erschienen im April 2012 als Essay des Autors in der Chirurgischen Allgemeinen Zeitung)

44 Kann ich meine Angehörigen vor unangenehmen Wahrheiten schützen?

Nicht dauerhaft, jedenfalls nicht, wenn dabei die Unterstützung der behandelnden Ärztin gefordert ist. Das Gesetz und die Gerichte sind in diesem Fall eindeutig: Der Patient hat das Recht, über seinen Zustand umfassend informiert zu werden. Entscheidend für den Umfang seiner Aufklärung sind allein sein Wunsch und seine Fähigkeit, die Informationen aufzunehmen. Ihm gegen seinen Willen Informationen vorzuenthalten, kann für den behandelnden Arzt unangenehme Konsequenzen haben. (→ 35: *Sagt mein Arzt mir die Wahrheit über meinen Zustand?*)

Aber es gibt Ausnahmen: Wenn ein Arzt beispielsweise annehmen muss, sein Patient würde sich (oder einem anderen) Gewalt antun, wenn er eine bestimmte Information erhielte, schränkt das die Auskunftspflicht zweifelsfrei ein. Eine solche Situation ist im Alltag aber die große Ausnahme. Lebensnäher – und gefürchtet – ist hingegen eine Krebsdiagnose bei einem Angehörigen. Grausam, wenn es die eigenen Kinder sind. Schlimm genug, wenn es die alten Eltern trifft.

Ein Beispiel dafür ist Prostatakrebs. Oft stirbt man nicht *an* ihm, sondern *mit* ihm. Je nach Stadium der Krankheit und Alter des Patienten hat die Diagnose keinen großen Einfluss auf die verbleibende Lebenserwartung oder -qualität. In so einem Fall mag man sich durchaus fragen, inwieweit es sich empfiehlt, einen Patienten umfassend zu informieren. Wenn z. B. Ihr 89-jähriger Vater seit dem Tod seiner Frau ohnehin schon schwermütig ist, wird seine Diagnose für ihn vielleicht nur eine unnötige zusätzliche seelische Belastung sein. Für den behandelnden Arzt wird es dann heikel. Er ist verpflichtet, dem Patienten alle Informationen über seinen Zustand anzubieten. In der Formulierung liegt aber die Chance, ihm diese sozusagen mit seinem eigenen Einverständnis vorzuenthalten. Das verlangt Fingerspitzengefühl. Eventuell gemeinsam mit einem Angehörigen kann er den Patienten vorsichtig nach dessen Aufklärungsinteressen fragen:

»Herr H., wir haben die Untersuchungen abgeschlossen, und ich habe gute Nachrichten: Wir haben nichts gefunden, das Ihnen zukünftig nennenswerte Beschwerden bereiten dürfte. Die Probleme beim Wasserlassen, die Sie ursprünglich hergeführt haben, können wir behandeln. Verantwortlich dafür ist ein Geschwür in Ihrer Prostata. Das wird Ihnen aller Voraussicht nach aber keine weiteren Probleme im Leben bereiten. Wir müssen es lediglich regelmäßig kontrollieren.«

Im weiteren Gesprächsverlauf muss der Arzt schrittweise herausfinden, wie genau Herr H. über das Geschwür informiert werden will. Das Wort Krebs muss er ihm nicht aufdrängen, wenn der Patient es erkennbar nicht wünscht.

»Wenn Sie es wünschen, kann ich Ihnen noch weitere Informationen zu dem Geschwür geben. Die werden für Sie aber aller Wahrscheinlichkeit nach keinen Nutzen haben.«

Der Arzt muss sich also herantasten. Dabei darf er den Patienten bis zu einem gewissen Grad in dessen anzunehmendem Sinne leiten. Wenn der Patient aber zu erkennen gibt, umfassend informiert werden zu wollen, muss der Arzt dem entsprechen. Die Täuschung eines Patienten verbietet sich grundsätzlich. Fragt der Patient also direkt, »Ist es Krebs?«, ist Leugnen ausgeschlossen.

Unvergleichlich viel schwieriger ist eine schlechte Diagnose bei Kindern zu vermitteln. In der Kinderonkologie kann der frommste Mensch vom Glauben abfallen. Dort stellt sich in besonderer Schärfe eine häufige Frage in der Medizin: Wie sage ich es dem Kind? Und wie frage ich das Kind? Die Volljährigkeit ist in medizinischen Fragen nämlich zweitrangig. Bei der Aufklärung und Entscheidung über Therapien bei Minderjährigen muss ein Arzt sich nach deren »Entwicklungsstand« richten. Ein Kind, von dem anzunehmen ist, dass es seinen Zustand und seine Optionen verständig beurteilt, kann wirksam selbst entscheiden. Das Einverständnis des Erziehungsberechtigten ist, wenn irgend möglich, zusätzlich einzuholen. Wenn dessen Wunsch aber dem des Kindes entgegensteht, wird es schwierig. Wenn der Wunsch des Erziehungsberechtigten gar geeignet sein könnte, dem Kind zu schaden, kann der Arzt in Zugzwang geraten. Wenn es zeitlich möglich ist, wird er in so einem Fall die Entscheidung eines Gerichtes einholen. Notfalls per Fax kann das Gericht dem Arzt zeitlich begrenzt Teile der Erziehungsrechte übertragen, damit er im Sinne des Kindes entscheiden oder handeln kann. Ab wann Sie Ihr Kind also eventuell nicht mehr vor der Wahrheit »schützen« können, hängt davon ab, ab wann die Ärztin oder der Arzt für sich eine Pflicht erkennt, dem Patienten seine ihm zustehende Freiheit zu verschaffen, eigenverantwortlich entscheiden zu können. Kein vernünftiger Arzt legt es hierbei aber darauf an, das Verhältnis zwischen Eltern und Kindern zu belasten. Das ist glücklicherweise auch nur selten nötig und in der Praxis auf Extremfälle wie etwa eine religiös bedingte Therapieverweigerung der Eltern beschränkt.

45 Ist Sterbehilfe eine Option?

Aktive Sterbehilfe ist in Deutschland verboten. Leider regieren hier immer noch Ideologen unser Recht und setzen ihre persönlichen Überzeugungen vor das Selbstbestimmungsrecht des Einzelnen. So ist es im Zweifelsfall verboten, die letzten Momente selbstbestimmt zu leben beziehungsweise sein Leben beenden zu lassen. Zeitpunkt und Art seines Endes kann man nur dann selbst bestimmen, wenn man selbst noch in der Lage ist, sich zu töten. Die Ärztekammern nehmen sich bei dieser Fragestellung heraus, den Ärzten zu diktieren, was Ethik und Gewissen sind. Kein Arzt darf Ihnen die Selbsttötung durch aktives Tun abnehmen, sofern dies vorrangig darauf abzielt, Sie zu töten. Hier tut sich aber die Grauzone zur indirekten Sterbehilfe auf. Ein Arzt muss Ihr Leiden jederzeit bestmöglich lindern. Das darf er, Ihr Einverständnis vorausgesetzt, auf eine Weise tun, die nebenbei auch Ihr Leben verkürzt. Der klassische Fall ist die Verabreichung einer höheren Konzentration von Morphium oder verwandten Substanzen. Derartige Medikamente nehmen nicht nur Schmerzen, sie nehmen einem Menschen mit Atemnot auch das furchtbare Gefühl, ersticken zu müssen. Sie dämpfen seinen sogenannten Atemantrieb. Sie machen ihn schläfrig und ruhig. So sehr, dass er bei ausreichend hoher Dosis ganz zu atmen aufhört und irgendwann friedlich stirbt.

Wann und wie schnell ein Arzt eine solche Morphingabe steigert, entzieht sich einer Schematisierung. Maßgeblich ist allein das Leid und der mutmaßliche Wunsch des Patienten. Alles außerhalb dieser Grenzen wäre ein Tötungsdelikt von Mord bis Tötung auf Verlangen. Sowohl das individuelle Leid als auch der Patientenwunsch sind auslegbare Begriffe. Sie dürfen sicher sein, dass Ärztinnen und Ärzte in deutschen Krankenhäusern diese Begriffe nach bestem Wissen und Gewissen so auslegen, wie sie den Patientenwunsch vermuten. Selbst in konfessionellen Häusern wird man Ihren Willen nicht der Religion unterordnen. Es wird nicht viel darüber gesprochen, denn das Recht setzt dem ärztlichen Handeln für diese Situationen sehr enge Grenzen. Aber die beruhigende Wahrheit ist: Die meisten Ärzte sind bereit, lebensfernes Strafrecht zur gegebenen Zeit der Würde eines einzelnen Menschen nachzuordnen. Das ist allerdings nur unmittelbar in den entsprechenden Momenten möglich und nicht etwa Tage oder Wochen im Voraus. Das wäre aktive Sterbehilfe, und die ist illegal. Entsprechend unwirksam ist es daher, wenn Sie den Wunsch nach Sterbehilfe in einer Patientenverfügung festhalten. Die entsprechende Passage ist nichtig. Schreiben Sie einen solchen Wunsch aber trotzdem immer hinein, wenn Sie ihn haben! Er bindet Ihren Arzt zwar nicht, und er muss das Anliegen sogar ablehnen. Aber es hilft ihm, Ihren Willen im kritischen Moment richtig einzuschätzen und entsprechend zu handeln. Sie verstehen? Dass dies so ist, darf Ihnen Ihr Arzt aber nicht ins Gesicht sagen. Oder gar öffentlich erklären, dass er so handeln würde.

46 Sterben müssen

Egal wie christlich, buddhistisch oder nihilistisch Sie sind, ganz egal, wie vorbereitet Sie sich ein Leben lang gefühlt haben: Wenn es soweit ist und Sie den Tod kommen sehen, werden Sie Angst haben. Wenn Sie das heute bei guter Gesundheit leugnen, machen Sie sich wahrscheinlich etwas vor. Wenn Sie allerdings zu den Gesegneten gehören, die ihm bis zuletzt gelassen entgegenblicken, schätzen Sie sich glücklich. Und es ist egal, welche Kraft Sie dazu in die Lage versetzt. Eine ganze Reihe Menschen beneidet Sie darum. Die folgenden Zeilen dürfen Sie in dem Fall mit allem Recht belächeln.

An dem Grundproblem, dass wir alle sterben müssen, wird Ihnen alles hier Gesagte auch nicht vorbeihelfen. Sterben müssen ist einfach nicht attraktiv. Aber bisher haben Sie den selbstverständlichen Luxus der restlichen Menschheit genossen, nicht wissen zu müssen, wann es so weit ist. Den Tod absehen zu können, wenn auch nur schemenhaft, ist eine Folter. Es ist wie das Warten auf die Hinrichtung, ohne Berufung, ohne Revision und ohne akzeptable Urteilsbegründung. Darüber kann man abwechselnd wütend, verzweifelt oder traurig sein. Ich wünschte, es gäbe dazu Tröstlicheres zu sagen. Jeder, der bereits einen Menschen verloren hat, weiß, dass einem schon als Angehörigem anfangs kein noch so vernünftiger Gedanke über Wut/Trauer/Verzweiflung hinweghilft. Das gilt umso mehr, wenn Sie selbst plötzlich der Todgeweihte sind. Wenn Sie dann über den ersten Schock hinweg sind, beschleichen Sie vielleicht andere Ängste. Wie wird das ablaufen? Tut es weh? Was ist mit Sterbehilfe? Wie wird der letzte Moment sein?

Eine gewisse Sorge ist nicht unberechtigt. Siechtum kann die Hölle auf Erden sein, auch für diejenigen, die zusehen müssen. Ein langsames und möglicherweise qualvolles Vor-sich-hin-Sterben ist daher zu Recht eine Horrorvorstellung vieler Menschen. Mutter Natur ist ein böses Weib, und ihr Erfindungsreichtum in dieser Sache übertrifft alle Phantasie. Zahlreiche Ärzte teilen die Ansicht, dass der Tod vielen Formen der Existenz vorzuziehen ist. Glücklicherweise versetzen die Schulmedizin und die Entmachtung der Kirche uns aber in die Lage, der Angelegenheit die Spitze zu nehmen. Schmerzen und Angst muss man beim Sterben in der Klinik kaum befürchten. Den richtigen Arzt vorausgesetzt, gilt das selbst dann, wenn Sie es trotz schwerer Krankheit vorziehen, zu Hause zu sterben. Besonders bei schweren Erkrankungen aber fürchten Patienten und Angehörige unkontrollierbare Schmerzen, Angst und Luftnot am Ende des Lebens. Hier können Sie mit einer guten Patientenverfügung viel für sich tun (→ 39: *Was taugt eine Patientenverfügung?*). Wenn Sie bisher keine verfasst haben, ist spätestens jetzt der richtige Zeitpunkt dazu. Auch ohne Patientenverfügung werden Ihre behandelnden Ärzte jedoch alles dafür tun, um Ihnen in den letzten Momenten Schmerzen, Angst und Luftnot zu nehmen. Die Pharmaindustrie hat uns auch für diese letzte Herausforderung des Lebens ein reiches Repertoire geeigneter Medikamente, überwiegend aus der Familie des Morphiums, beschert. Auf deren Wirkung dürfen Sie vertrauen. Aktive Sterbehilfe bleibt freilich verboten. Aber abhängig von seiner Courage kann ein Arzt die Grenze zwischen Sterbehilfe und Leidlinderung zu einem gewissen Grad in Ihrem Sinne verschieben.

Grund zu der Angst vor Siechtum besteht also kaum. Bleibt aber immer noch das Unbekannte, vor dem man sich fürchten kann. Der Übergang vom Sterben zum Tod. Vor diesem letzten Augenblick, in dem man zwangsläufig allein ist. Wie ist der? Wir sind ja alle eher unerfahren dabei.

Als Arzt im Krankenhaus sieht man über die Jahre eine Unzahl von Menschen sterben. Je nach Fachgebiet mehr oder weniger. Notfall- und Intensivmediziner sind öfter dabei, wenn es zu Ende geht, Palliativmediziner haben sich sogar auf die Medizin des Lebensendes spezialisiert. Auch Onkologen und Chirurgen begegnen dem Sterben regelmäßig. Für das Sterben ist man als Arzt zuständig, für den Tod nicht. Zu ihm entwickelt man im Gegenteil eine fast kollegiale Arbeitsbeziehung. Er steht immer wieder plötzlich neben einem und nimmt einem die Dinge aus der Hand. Der ist sozusagen der ultimative Chefarzt. Mehr Autorität hat keiner.

Manchmal wartet man lange auf ihn und atmet auf, wenn er endlich da ist. Manchmal sieht man ihn gar nicht ins Zimmer kommen, auch wenn man die Tür genau bewacht. Er drückt sich an den erfahrensten Ärzten vorbei. Und manchmal zögert man, die Klinke zu drücken, weil man ahnt, dass er schon im Zimmer ist. Als Notarzt sieht man seine bizarrsten Werke: Manch einer stolpert nur – und bricht sich das Genick. Ein anderer überlebt den Sturz aus dem fünften Stock mit ein paar Brüchen. Auf erleichternde Weise wird der Tod so irgendwann banal. Und setzt sich völlig vom Sterben ab, seiner launischen Schwester. Tod und Sterben könnten unterschiedlicher kaum sein. Das Sterben hat tausend Gesichter und sieht fast jedes Mal anders aus. Hingegen gibt es nichts Banaleres und Konstanteres als den Tod. Vor dem *Totsein* haben deswegen auch nur die wenigsten Angst. Vor dem Moment seines Eintritts umso mehr. Rutscht man weg, und keiner kann einen halten?

Es gibt wenig Erhellendes über diesen Augenblick zu berichten. Noch immer fehlen Berichte aus erster Hand. Als Stammzuschauer des Todes stellt man allerdings fest, dass er immer wieder recht plötzlich erscheint. Egal wie lang seine Ankunft schon absehbar war. Dieser eine Punkt ohne Wiederkehr am Ende des Lebens ist meist ganz plötzlich überschritten. Der Tod hat im Gegensatz zum Sterben ein zurückhaltendes Auftreten. So qualvoll sich die Agonie auch hinziehen mag, so wenig macht der Tod dann Aufhebens um seine Ankunft. Ein kurzer Augenblick, in dem der Außenstehende spürt, jetzt ist er da. Eine Gegenwart, nur einen Atemzug lang. Und aus einem Menschen ist eine Leiche geworden.

Das alles bringt keine Erleuchtung, es soll Ihnen auch nur zeigen: Bis zum Schluss kann jemand Ihre Hand halten. Den Weg des Sterbens müssen Sie nicht allein gehen, egal wie lang er sich ziehen mag. Nur den allerletzten

Schritt, aber der ist ganz kurz. Der Tod wird Sie nicht quälen, wenn er erst mal vor Ihnen steht. Und vielleicht denken Sie noch daran, wenn Sie den letzten Schritt tun: Sie gehen nur vor. Wir anderen folgen Ihnen sehr bald.

Quellen

Vorwort

»Minister Rösler nennt Gesundheitssystem ›verkorkst‹«.
Hamburger Abendblatt, 30. 04. 10

13 Wie viel verdient ein Krankenhausarzt eigentlich?

Berechnungen zur Gehaltshöhe deutscher Krankenhausärzte basieren auf Rosta J., Deutsches Ärzteblatt 2007;
104(36): A 2417–23, sowie den Ärztestatistiken der Bundesärztekammer für 2007 und 2008.
   Angaben zu den Arbeitszeiten basieren auf Blum K. et
al., Krankenhaus 2011(11): 1092–94.

39 Was taugt eine Patientenverfügung?

www.bmj.de / DE / Buerger / gesellschaft /
Patientenverfuegung/_doc/_doc.html
   www.patverfue.de

40 Muss ich mich mit dem Thema Organspende wirklich befassen?

WAZ vom 19. 11. 2009: »Spendenpraxis kannte doch
jeder«. Im Internet unter: www.derwesten.de / staedte /
essen / gericht / spenden-praxis-kannte-doch-jeder-
id2129171.html